クリニック起業術

牙科诊所创业

[日] 中村浩介　著

姚山宏　译

人民东方出版传媒
People's Oriental Publishing & Media

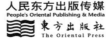

东方出版社
The Oriental Press

图字：01-2022-1945 号

图书在版编目（CIP）数据

牙科诊所创业 ／（日）中村浩介 著；姚山宏 译.
北京：东方出版社，2024.8. --（服务的细节）
ISBN 978-7-5207-4011-1

Ⅰ . R197. 5

中国国家版本馆 CIP 数据核字第 2024PY5655 号

服务的细节 135：牙科诊所创业
（FUWU DE XIJIE 135：YAKE ZHENSUO CHUANGYE）

作　　者：［日］中村浩介
译　　者：姚山宏
责任编辑：高琛情
出　　版：东方出版社
发　　行：人民东方出版传媒有限公司
地　　址：北京市东城区朝阳门内大街 166 号
邮　　编：100010
印　　刷：鸿博昊天科技有限公司
版　　次：2024 年 8 月第 1 版
印　　次：2024 年 8 月第 1 次印刷
开　　本：880 毫米×1230 毫米　1/32
印　　张：8. 25
字　　数：143 千字
书　　号：ISBN 978-7-5207-4011-1
定　　价：58. 00 元

发行电话：（010）85924663　85924644　85924641

前 言

◎ "开业"是否变成了最终目标？

我写这部书的目的在于协助想要开办诊所的人完成从"开业＝开设诊所"到"开业＝创业"的认知转变，学习诊所经营的"原理原则"，从而做到在诊所经营上得心应手。

在过去十几年里，我拜访过遍布日本全国47个都道府县①的3000多家牙科诊所，作为资深的诊所经营助手，从开办计划的制定、人员的聘用与培训，到并购（M&A），为相关医院提供了支持。在与经营方式各异的开业医②们共事的过程中，也收到不少来自勤务医的有关如何开办诊所的咨询。每次遇到这种情况，我都会向他们询问开办诊所的理由，他们通常会做出这样的回答：

① 日本全国分为47个一级行政区，即1都（东京都）、1道（北海道）、2府（大阪府、京都府）、43县。——译者注，如无特殊说明，本书其他注释均为译者注。

② 在日本，医生大致分为两类，一类是在医院工作的，称为"勤务医"；一类是自己开诊所的，称为"开业医"。高收入医生中的绝大多数都是开业医。

"我觉得已经是时候了。"

"我也想有自己的城堡。"

"我想按照自己的想法自由地工作。"

"父母快要退休了……"

在这部书中，对于准备开办诊所的医生们，我最想说的一句话就是"开业就是创业，就是经营活动的开始"。

我认为，人们在开业前对经营的认识不足会导致经营上的潜在风险。

其中，下面这两种风险最具有代表性。

◎迷失目标

第一种风险就是人们误认为"开业＝开设诊所"，而在诊所开张后迷失发展的方向。

经营酷似旅行。想到旅行，我们的脑海中可能会浮现这样的情景，或"在北海道品尝新鲜的海鲜、最爱的拉面"，或"在冲绳，在岩洞中潜水，在海上冲浪，在阳光明媚的蓝天下惬意地感受时光流逝"。我们会兴奋地对"想去的地方、向往的体验"展开想象的翅膀。旅行目的地一经确定，接下来我们就要着手制定快乐旅行的计划。

说到经营，道理也是一样的。我们的首要问题是确定想要实现的目标。接下来考虑什么时候，和谁一起，通过什么方式实现目标，预算是多少等问题。

换句话说，仅仅出于"我觉得已经是时候了"的想法就开办诊所的人士，由于缺乏"开业就是创业，就是经营活动的开始"的认知，开业本身难免变成他们的最终目的。

如果参与经营活动的只有您一个人，您还可以我行我素，但如果是和员工们共同经营一家诊所，就不能那样"自由"地行事了。为避免员工们陷入"不知何去何从"的状态，我们必须明确奋斗目标。

◎ 开业就是创业，就是经营活动的开始

第二个问题是，如果我们没有对"开业＝创业"的认知，诊所经营的自由度就会大打折扣。简而言之，我们会被有关诊所经营的固定观念、无意识的"理所当然"所束缚，盲目地认为"只有在保险治疗和自费治疗方面做出努力才能提高销售额"。于是，我们就会专注于如何强化在保险治疗和自费治疗方面的努力提升销售额，如何提升自费比率等问题的解决。

对于没有牙医执照的普通商人而言，认为"开业＝创业"是理所当然的。面临开业，他们会有这样的想法：

"如果这样做，这个世界会变得更有趣。"

"我们怎样做才能实现自己的目标呢?"

"这个真的有用吗?"

他们会质疑各种常识,胸中洋溢着自由奔放的思维、不畏风险的挑战精神、超越自我的想法,待到开业之时,他们会为了实现从无到有的突破而不遗余力。为了实现理想,他们会选择创业(开业)的方式,争取自身的独立。方向和目标一旦确定,经营者成为引领者,员工们也可以在追求这样的"理想"和"理念"的过程中,认识到自己的存在价值。

如果我们在开业前具备"开业=创业"的认知并认真学习经营知识,就会形成这样的认识。开设诊所是个目标但绝不是最终目标,只是经营活动的开始,只是一个节点而已。"我们的目标是什么,我们想要做什么"之类的目标意识,不仅对一般公司,对诊所的经营也非常重要。我认为,如果我们具备了"开设诊所=创业"的认知,即具备了"企业家精神",我们就能够在诊所经营上实现巨大飞跃。

"开业就是旅行的开始,经营就是人生之旅。"

把开业视为一种决定我们人生走向的选择,未来人生的设计亦不为过。

那些以往认为"开业=开设诊所"的人们,对于创业、经营和目标这些词语或许会感觉有些沉重。但是,如果您有这样的感觉了，这证明您对开业的认知已经悄然发生变化了。

在前面我曾经将经营比作"旅行"。我希望经营者如同享受旅行一样，享受经营带来的自由与兴奋，实现各种梦想与理想，乐此不疲，乐在其中。

如果我们能够摆脱"开业＝开设诊所"的看法，确立今后所要做的工作是"创业"的思维，进而投身于经营活动之中，经营的自由度会有戏剧性的、巨大的提升。

另外，如果我们确立了"开业＝创业"的思维，我们能想到的扩大医院规模的方法也会越来越多。

当我们想要扩大医院规模时，能够想到的常规做法是"扩建"或者"开设分院"。

但是，如果我们确立了"创业经营诊所"的思维，就会很自然地想到"并购"等方法。

当我们开设第一家诊所的时候，我们可以把它定位为在诊所运营过程中学习经营的阶段，在这个阶段，我们既要学习经营知识，又要努力致富。在下一阶段，我们可以着手新的医疗业务以应对社会上缺乏口腔卫生师、口腔技工的问题，也可以将医院借给第三方，自己则从事完全不同的业务。另外，我们还可以在制定好"退出计划"之后继续经营活动，未来将医院出售，用得到的资产过自由自在的生活……如此这般，成功的形式也会根据各位理想的不同而不同。

当然，如果您在开业前无法明确自己的理想，那也不必担心。这是因为，随着知识与经验的积累，我们变得越来越优秀，格局越来越大，理想自然也会随之改变。我们会对自己的潜能有新的发现。正是因为这样，在从事经营活动的过程中，我们会经常修改或者改变我们最初所描绘的理想蓝图。

在这种情况下，各位是否掌握了我在这部书中所介绍的"五大管理资源"以及有关诊所经营的原理原则，很大程度上会决定各位诊所经营的成败。在经营诊所过程中，如果各位努力学习有关经营的原则，不仅能根据周边环境的变化准确地修正方向，还能在挑战新业务时采取机动灵活的方式。

◎牙医缺乏学习经营知识的机会

关于诊所的"创业"和"经营"，我一直感到有这样一个问题。那就是，**尽管在牙科行业，牙医开办自己的诊所是再平常不过的事，但是，牙医们几乎没有学习经营知识的机会。**

国立保健医疗科学院的安藤雄一先生在他撰写的《关于2050年牙科医疗需求与牙科医生供求的预测》中做了如下阐述，强调对开业医的状态以及教育体制做出调整的紧迫性。

"现在回想起来，笔者这一代人所接受的牙科教育是以

'大部分学生未来将成为个体开业医'作为默认的前提来进行授课和实习的。但是，如果对现在的牙科专业学生继续沿袭同样的教育方式，应该说有些残酷。鉴于个体开业医大量退休的时期即将到来，如何构建新的牙医工作模式已是迫在眉睫的问题。"

尽管存在这样的默认前提，在大学里能够学习开业、经营知识的课程非常不足。在牙科行业里，这已经成了一个亟待解决的重大问题。我愿意为这个问题的解决贡献力量。

过去，人们即使抱着"只要诊所开业了，以后总会有办法"的心态也能够维持诊所的经营，如今，依旧沿袭以往的做法就会遇到问题。置身于这样的时代，如果想要避免陷入窘境，我们有必要强化"开业=创业"的意识，不断向自己提出诸如"为什么自己要经营诊所""从事经营活动，需要学习什么知识"等更有质量的问题。

◎经营有擅长不擅长之别

经营活动伴随着各种风险，诸如营业额减少、偿还债务、缺乏新客户、工作人员离职……不胜枚举。然而，要想成为一名经营者去追求理想，那就必须与这些风险打交道。如果您只是想象一下自己承担这些风险时的状态就夜不能寐，那或许您成为一名经营者还为时尚早。

到目前为止，我结识了众多牙科行业，以及跨行业的经营者，对其中"以高销售额而取得成功"的人士们的共同点进行了总结。目的在于让各位了解经营者是以什么样的心态来从事经营活动的。

请各位对符合自己情况的项目进行勾选。

成长型企业家 & 经营者的心态：

☐ 本能地执着于销售额等数字

☐ 能够对人与物进行投资

☐ 为实现目标能够身先士卒

☐ 能够接受挑战、变化、批评

☐ 不把失败归咎于外部原因

☐ 自己明白：相比于已知的，未知的更多

☐ 不轻视法律、规范

☐ 能够对气氛、风格等具有较高抽象性的事物进行投资

☐ 发现问题时，能够探究其根本的原因

☐ 能够追求快乐、幸福感

☐ 总是注意搜寻可做改善之处

☐ 了解自己优势的同时，也了解自己的劣势

☐ 对做得到和做不到的事情，都怀着尝试的心态

□能够承认错误，改正错误

□不把别人看作"自己的棋子"

勾选的结果如何？

如果是在开业前，您勾选的项目是一两个，我认为这非常正常。因为有这样一个规律，如果我们认为自己在某个方面已经做到了，那么今后在这一方面，我们就不会再提高了。如果我们在某一方面真的做到了的话，那还算好，但是如果我们其实并没有做到，也就是说在我们认知的自己和真正的自己之间存在差距，这个差距在我们的经营活动中有可能会引发问题。相反，如果我们抱着"真的能做到吗""还有很多不知道的事、做不到的事"等思维，今后的成长空间则是无可限量的。

◎本书的内容

在这部书中，为了协助已经确立"开业＝创业"的各位开展理想的经营，我会针对诊所经营的原理原则展开论述。

在第一章，我们先了解一下在牙科诊所开业之前必须掌握的有关"经营"和"生意"的基础知识，接下来学习有关构成经营活动主轴的管理框架的知识。

在第二章，我们在第一章内容基础上再进一步，学习一下已经取得成功的牙科诊所在开业前是如何确定发展方向的，制定项目计划时是如何制定战略的。

从第三章开始，我们进入实践篇。首先，我会对向银行申请贷款等场合时也需要的项目计划的内容、制定计划时的要领进行论述。

在第四章，我会根据具体的日程表，对我们为实现计划需要采取的行动进行说明。

诊所开业之后，我们会着手品牌营销工作。为了诊所的持续发展，我们需要继续这样的努力。在第五章，我会针对构成品牌营销核心的市场营销及广告战略进行论述。

在第六章，我会针对诊所内工作人员的管理、人事、教育、交流等有关人力资本管理的知识进行说明。

本书虽然是一部关于诊所经营的入门书，但是它涵盖了经营的精髓，我在书中，以从牙科诊所开业准备直至开业的过程作为主题展开了论述。我在书中比较注重内容的易懂性，所以即使完全不懂经营的人士，也可以通过阅读轻松掌握有关经营的基础知识。

实际上，原本没有经营知识，仅仅怀抱拥有自己诊所梦想的勤务医，一旦完成从"开业＝开设诊所"到"开业＝创业"的思维转变，即使是在离最近的车站超过 20 分钟车程的地方开设诊所，开业首月病历超过 350 份，实现盈利超过 200 万日元的事例也是存在的。举办内览会①时，在不委托中介公司的情况下，取得来客超过 200 名的成绩，对我们来说也并不稀奇。

这些都是实际的案例。有关这些案例，需要更为详尽说明的人士，想要在自己的创业、经营活动中有所借鉴的人士，可以与我取得联系。

各位如果能够确立"开业＝创业"的思维，对于经营怀有适度的危机感、强烈的兴奋感，那绝对是件幸事。在此，我衷心希望各位，能够通过阅读这部书掌握理想的诊所经营方法，取得超越预想的辉煌成就。

APPROACH 株式会社法人代表　中村浩介

---

① 在日本，许多诊所在开业前夕都会举办内览会，内览会是一种参观会，面向周围居民的宣传活动。内览会举办当天，诊所医生及工作人员会热情接待来访客人，围绕诊所的诊治项目、人员配置、医疗设备等进行推介，同时还会认真倾听人们对诊所的意见和建议。

目　录

第1章　掌握经营的基础知识

第2章　牙科诊所的销售战略

第3章　向实践出发，制定项目计划

第4章　开业的日程安排

第5章　践行品牌营销

第6章　管理的本质

Entrepreneur Spirit

第 1 章
掌握经营的基础知识

牙科行业的现状与未来

◎ 人口不断减少，牙科诊所呈现饱和状态

想必各位已经阅读了"前言"，理解了"开业＝创业"的思维。在第一章，我们一起学习有关经营的基础知识。

为什么我们要在第一章学习有关经营的基础知识呢？请回想一下我们在学校学习国语①、算术等科目时候的情形。如果是国语，我们是按照先学平假名，后学片假名，再学汉字的顺序推进的，学习经营知识的时候，同样也是有顺序的。

学习经营知识的时候，我们一般采取先加强对社会环境、所处世界（全貌）的理解，然后将这种理解与自己所处的行业相结合的顺序。通过对经营理论的了解，对知识的不断积累，我们就可以把握经营的整体面貌，以俯视的角度客观地看清"参加培训班的目的"以及"将自己不擅长的事情委托专业人士处理（分离式经营）"等补救方法。

在人们尚未把握经营全貌的开业准备期，制作主页、举办内览会时的战略缺乏一贯性，朝令夕改是比较常见的问题。人

---

① 相当于中国的语文课。

们往往将各种各样战略的执行本身当作了目的，忽略了在保持一贯性的基础上进行经营策划的必要性，没有意识到各种战略都是品牌营销的一个环节。

另外，人们也会在不了解经营理论的情况下，直接参加"自费治疗销售额提升培训班"、厂家主办的"开业培训班"，然后就贸然地踏上"开设诊所"的道路。在此，我再次强调一下，对于我们这些从事经营工作的人而言，维持经营，取得成功才是我们的目的所在，在此敬请各位务必牢记"开业不是最终目标，开业就是创业，就是经营活动的开始"。

接下来，让我们一起加深对牙科行业的现状及未来的了解，把握牙科行业的全貌。

在牙科行业里，有这样一个众所周知的数字，日本全国的牙科诊所已超过 7 万家（2023 年）。仅从数字来看，牙科行业处于饱和状态。

牙科诊所数量处于饱和状态的同时，日本还从"老龄化社会"进入了"超老龄化社会"，根据总务省的推算，2023 年日本的老龄化率已达 29.1%，高居世界第一。到 2025 年，日本的老龄化率将会超过 30%。

日本的人口正在不断减少，2065 年总人口将减至 8740 万人，相比于 2015 年减少大约 3800 万人（30%以上）。

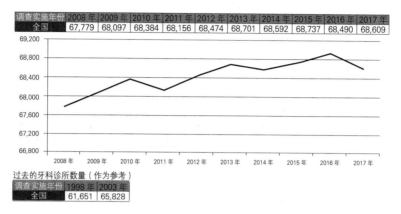

调查实施年份	2008 年	2009 年	2010 年	2011 年	2012 年	2013 年	2014 年	2015 年	2016 年	2017 年
全国	67,779	68,097	68,384	68,156	68,474	68,701	68,592	68,737	68,490	68,609

过去的牙科诊所数量（作为参考）

调查实施年份	1998 年	2003 年
全国	61,651	65,828

出处：根据厚生劳动省 2018 年发表的《医疗设施调查》制作而成

近年日本全国牙科诊所的数量

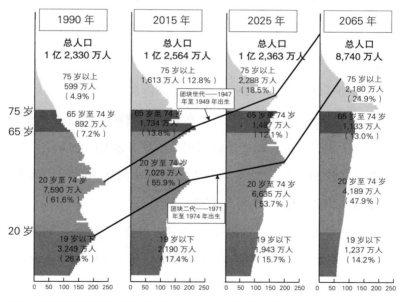

出处：根据厚生劳动省发表的《人口金字塔的变化（1990、2015、2025、2065）——平成二十九年（2017 年）中水平推算值》制作而成

1990 年至 2065 年日本人口金字塔的变化

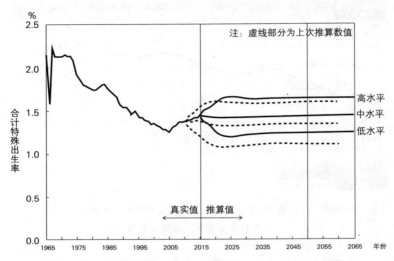

出处：厚生劳动省发表的《日本未来人口推算（平成二十九年（2017 年））》

合计特殊出生率的变化

　　如果您在 2020 年 35 岁时开办了诊所，到了 45 年后的 2065 年的时候，您是 80 岁。在您开展经营活动的过程之中，正好赶上人口减少。想必您认识到了做好有远见的准备工作的重要性。2020 年厚生劳动省发表的出生率为 1.36%，这属于 2015 年时预测的"低水平"范畴。

　　我们总会觉得未来的数字是"将来的事"，然而，如果我们运用以往的真实数字，还是能够准确地将未来的数字预测出来的。

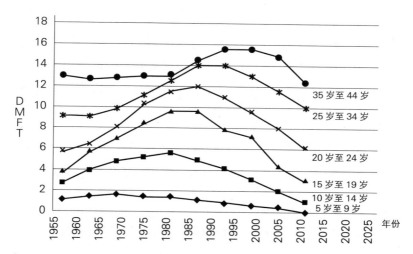

出处：厚生劳动省发表的《牙科疾病真实情况调查，1957 至 2011 年，5 岁至 44 岁》

各年龄段人群的 DMFT

（龋均：接受检查人群中每人口腔中平均龋齿、失牙、补牙数）

◎孩子的数量、龋齿的数量均呈减少趋势

各年龄段的 DMFT 均呈减少趋势。2010 年时，14 岁以下人群的 DMFT 甚至不足 1 颗。

将这个数据与刚才的出生率数据结合起来看，可以说今后孩子的数量会减少，龋齿也会减少。因此，未来对于龋齿的"先钻后补"的诊治需求将会越来越少。

仅凭这些信息，我们可以用下面这段话来表述牙科诊所经营的未来。"总人口减少，龋齿也减少，竞争对手林立，以往的做法（沿袭前辈①的成功案例）已经过时。"虽然有时还能听到 1986 年至 1991 年泡沫经济时期前后开业的前辈的经验之谈，但由于当时的外部环境与现在完全不同，所以最好把这些经验之谈当作过时的经验来看待。

那么，在"超老龄""人口减少""少子化""竞争对手林立"的环境下新开业的诊所，如何才能获得患者和工作人员的青睐，持续发展，取得成功呢？

答案就是，**学习经营原理原则，并且落实到自身的经营活动中**。落实经营原理原则是经营中的王道，可以实现他人无法模仿的长久的差异化。

相比之下，人们比其他诊所较早引进最新的光学印模系统和电子计算机断层扫描仪（CT）等新型医疗器械，只能构建一时的差异化而已。

如果在诊所经营中运用经营原理原则，则可以实现最高水平的且可长期持续的差异化。

那是因为我们懂得"医疗与经营分离"和"品牌营销"，关于这些知识，我将在后面详细论述。

———————

① 在日本，人们有比较鲜明的等级观念。在学校、工作单位里，比自己入学、入职早的人是自己的前辈，反之，比自己晚的人则是自己的后辈。在日常生活中，在言谈举止方面，后辈要注意保持对前辈的尊重。

　　我们首先必须把握原理原则，在下面的"经营的本质"中，我会给各位讲述即使外部环境发生变化，我们依然能够受到青睐，实现应对自如的强有力经营的要点。

把握经营的本质

◎生意究竟是什么？

我曾在"前言"中说过，很少有人认为"开业＝创业"，认为"经营诊所＝生意"的人士也不太多。由于诊所是医疗机构，因此我们在经营诊所时，很难产生正在经商的感受，这是事实。但是，经营诊所毫无疑问属于生意。

那么，"生意"究竟是什么呢？

所谓生意就是"**通过将金钱转换成其他事物来实现增值的活动**"。

经营诊所就是先支付金钱取得经营场所，置办医疗设备，雇用员工，然后为光临诊所的患者提供医疗服务的生意。如果通过这样的形式不能实现增值，经营活动就无法继续下去。从这个角度而言，经营诊所不是做慈善，而是一桩不折不扣的生意。

针对生意一词，众多人士会有"赚钱""销售至上主义"的印象。但是，销售额是代表着顾客对我们的"评价"的数字，是我们继续"经营之旅"的"燃料"。如果"燃料"供应断绝了，旅行就被迫结束。因此，我认为追求销售额并不丢人。

在刚才提到的"生意"的定义之中，隐藏着经营的核心内容。

那就是"**将金钱转换成其他事物**"这句话。其中的"其他事物"就是容易被忽略的经营的本质，生意的核心所在。

想必各位已经理解了，经营牙科诊所是一种可被称为"提供医疗服务"的生意。

比如，先将金钱转换成口腔种植体，在通过实施手术获取手术费，将金钱转换成支架，再实施正畸治疗都属于"将金钱转换成其他事物"的行为。另外，以提高员工的技术水平为目的而支付教育费、为招揽患者而支付广告宣传费也是这种性质的行为。

换个说法，我们可以说"**将金钱转换成其他事物的知识对经营而言是终极的精髓**"。要说"转换方式"是关键亦不为过。

下面的论述不仅限于牙科行业。在诊所开业后不久，不少人会出于节税的目的购入奔驰、宝马等高档汽车，不少人为了维持自己的工资不低于自己做勤务医时的水平，会动用内部留存资金（经营的储蓄金）为自己发工资。

如何开展经营活动是自由的。虽说没有什么条条框框，但是今后需要不断强化这样的意识，那就是我们是在"将金钱转换成其他事物"的经商活动中做选择。

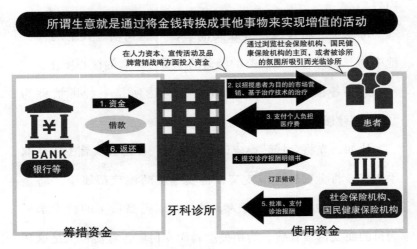

所谓生意就是通过将金钱转换成其他事物来实现增值的活动

在人力资本、宣传活动及品牌营销战略方面投入资金

通过浏览社会保险机构、国民健康保险机构的主页，或者被诊所的氛围所吸引而光临诊所

2. 以招揽患者为目的的市场营销、基于治疗技术的治疗

1. 资金

借款

BANK

银行等

6. 返还

3. 支付个人负担医疗费

患者

4. 提交诊疗报酬明细书

订正错误

5. 批准、支付诊治报酬

社会保险机构、国民健康保险机构

牙科诊所

筹措资金

使用资金

生意是什么

亚马逊公司（Amazon）就是能够掌控这种转换方式，贯彻"生意"本质的知名公司。

即使是无人不知的亚马逊这样的巨大组织，也有或将手中的利润全部用于投资，或控制手中留存利润规模的做法。

留在公司里的资金如果超出了维持公司正常经营的水平，那么超出的部分就是"死钱"。于是，公司会继续"将金钱转换成其他事物"的行为。

亚马逊处于时时刻刻都能赢利的经营状态之中。该公司采取经营规模优先战略，发展趋势势不可当。

亚马逊的创始人 CEO 杰夫·贝索斯先生曾发表了以登月、在月球短暂停留为核心的宇宙商务的愿景，引发世人热议。

即使我们没有要构建像亚马逊那样巨大组织的想法，也需要像亚马逊一样掌握有关经营的原理原则。

我们先将金钱转换成其他事物，通过创新、钻研为顾客提供产品、服务，进而持续获得赢利。这就是生意的基本结构。我们持续经商活动，这就是"经营"。

在此，我将刚刚讲述的内容整理如下：

·生意就是"通过将金钱转换成其他事物来实现增值的活动"

·经营就是持续经商活动

·经营牙科诊所是通过提供牙科医疗服务实现金钱增值的一种手段

如此，我们就了解了有关经营的原理原则及本质。

基于"开业＝开设诊所"的思维，是无法实现这样的"领悟"的。

经营者通过行动和言语将自己的意图传递给员工们。如果诊所经营者具备企业家精神，能够引领员工们构建一个勇于挑战的团队，作为结果，这里必然会人才济济。

☐ 所谓生意就是通过将金钱转换成其他事物来实现增值的活动

☐ 经营就是持续经商活动

☐ 将金钱转换成什么样的事物，决定经营结果的不同

五大经营资源及其运用方法

◎ 人员、物资、资金、信息、时间

我们已经就"经营就是持续经商活动""通过将金钱转换成其他事物来实现增值是关键所在"的看法达成了一致。接下来，我想围绕"生意"定义中的"其他事物"展开论述，"其他事物"可以分为五类。

"其他事物"包括人员、物资、资金、信息、时间。我们把这五大"其他事物"统称为"经营资源"。

我们在了解经营资源的分类之后，就会对诸如哪类资源对目前诊所的经营有用，哪类资源对品牌营销可能会产生影响等问题做出合理判断。于是，我们也就能够提升自己在经营过程中"选择与集中"的精度。

此外，通过对资源分类的学习，我们也可以看清自己在经营过程中做得好和不好的地方。仅仅是看清做得好和不好的地方，我们就可以精准地找出亟待解决的问题，问题解决的速度就会有极大的提高。例如，我们可以从五大资源的角度观察一下诊所常见的问题。我在文中用括号标出了该问题的所属范畴。

· 喜欢将自己关在院长室里。不懂得如何和别人交流（人员）

· 不了解员工的技术水平。尚需要历练（人员、物资（技术））

· 对于盈亏平衡点似懂非懂，不懂得在经营上如何使用资金（资金）

· 对于开业、经营，只是从熟人那里得到一些碎片式的信息（信息）

· "我很忙"成为口头禅，总是认为忙忙碌碌是当然的（时间）

　　想必各位从身边的人的口中都听过上述这些问题。每个人都有可以加强的重要问题。当然，我们要想领先于其他诊所，那就需要从五大资源的角度，对自己进行自查，找出自己的薄弱环节，采取恰当的对策。

　　明明在"人员"的资源方面需要进行强化，我们却不断参加以"物资"的资源强化为目的的技术培训班，这样本质问题是无法得到解决的。所以，我们需要采取恰当的对策，也就是说"对症下药"的思维是解决问题的关键。

下面的想法是一个能够充分利用优良资源的好范例。

"制作主页（物资）的目的在于招聘员工（人员）和招揽患者，吸引关注（信息），照片和录像的编辑工作是需要时间的（时间、信息）。"

这种想法通过**从资源的角度对目的进行了拆分，避免了许多"总之做了吧"的情况的发生**。

此外，如果也从资源的角度对种植治疗和正畸治疗业务进行拆分，种植体和支架属于"物资"，治疗技术属于"物资"，知识属于"信息"，员工教育属于"人员"。在这里为了便于对资源的理解，暂且将员工教育归属到"人员"的范畴，对于员工教育所投入的资源应为人员（员工）+时间（教育时间）+信息（培训班）+培训班的培训费（资金）的叠加。

在下页的图中，我对经营资源按照不同种类进行了整理。

以前，经营资源被分为人员、物资、资金三类。然而，随着时代的发展，我们进入了信息泛滥，倡导工作方式改革的现代社会，作为资源，信息和时间对于现代经营已经变得不可或缺。极端地说，伴随 AI 技术的发展，"人员"或许会被从经营资源中剔除出去。

在这里，我解释一下什么是"经营"。

		说明 / 具体事例	主要特征
	时间	诊治、休息、练习、碰头会、面谈等	· 唯一的、得到平等分配的资源 · 运用方法会对经营构成直接影响
可感知资源	资金	现金（内部留存资金）、银行存款	· 可以用于购买时间以外的经营资源 · 一旦供应断绝，经营将无法维系
	人员（人力资源）	<直接性的>牙科医师、口腔卫生师、牙科助手 <间接性的>管理层、税理士等	· 具有成长的可能性 · 无法控制
	不动产	土地、房屋	· 存在出售、出租、继承等选项 · 铺面是借来的，不构成资产
	硬件	牙科综合治疗机、电子计算机断层扫描仪（CT）、牙科显微镜、口腔激光治疗仪等器械	· 牙科综合治疗机可能直接决定工作效率 · 不会一劳永逸，后续会产生设备更新和维护费用
	其他	内部装饰、家具、出诊用车辆等	· 为了节税，可能存在公私不分的情况
	软件	电子病历、口腔模拟种植软件系统、诊所自用应用程序等	· 引进之后，需要注意运用方法的推广落实 · 对外传输数据时，可能存在兼容问题
	内容	主页、宣传册、视频、电子书等	· 市场营销战略的关键所在（会直接影响新患者的获得、老患者的再次来院） · 注重有选择地运用线上、线下方式
	信息、数据	患者信息、地区特点、行业的PEST	· 重点在于充分利用符合自己诊所目标患者的数据 · 需要具备数据分析能力
	其他（知识）	手册（技术、规则等）、秘诀	· 对风格的确立也会有影响 · 需要制定让员工掌握手册内容的行动计划
	执照、业绩	专科医生、业绩、病例照片、出版物数量等	· 对品牌营销战略直接构成影响
不可感知资源	品牌营销	在患者心目中的形象（有时是在员工心目中的形象）	· 从形象的角度自动实现品牌营销 · 从战略的角度需要采取行动实现品牌营销战略
	组织能力、文化	各家诊所特有的氛围、风格	· 人是具有很强的群体性的 · 团队能够完美贯彻最高领导的想法

经营资源的分类

在前面，我曾说过"经营"就是持续经商活动。在这里我想说，经营是"**对于想要做的事情，合理地配置经营资源**"。

两种说法比较容易混淆，我又做了如下整理。

"经营就是对于想要做的事情，合理地配置五大经营资源，持续经商活动"。

其中的"想要做的事情"相当于我们去北海道、冲绳旅行时的"目的地"。目的地因人而异，对于成功的定义也因经营者不同而不同。这个目的地，我们一般称之为"愿景"。

"没有愿景就不能经营。""怎样制定愿景呢？"每每提到这些话题，很多人都会面露难色。其实简单地说，自己想做的事、想置身的生活环境也属于美好的愿景。而且，愿景既没有正确、错误之分，也没有大小之别。既可以是"想要做到不工作也能有收入"，也可以是"想要提升自己所处行业的魅力，使之跻身最受欢迎职业前十的行列"。

然后，为了实现各自的目的，我们需要持续地、有计划地投入资源。我们将合理配置经营资源的能力称为"经营手腕"。

◎五大资源的运用方法决定经营的成败

"合理地配置五大经营资源"是什么意思，在这里，我会做出详细的说明。

我将五大经营资源与旅行相比较制作了下图。

对于经营而言，五大资源中的每种资源都发挥着不可或缺的作用。其中，最为特殊的是"资金"。

在五大资源中，"资金"具有供应一旦断绝，经营就无法维系的性质，而且只有"资金"拥有这样的特性。深入学习有关资金运用方法的知识，有助于我们经营事业的存续和繁荣

		诊所经营	旅行
人员		管理层、员工、患者	自己、同行人员、导游
物资		房屋、内部装修、可提供的医疗技术与产品	交通方式、住宿场所、行李、土特产
资金		诊治报酬与学习费用、广告宣传费、设备投资	交通费、住宿费、在当地的餐费、自由参加项目的游乐费、购买土特产的费用
信息		从培训班、SNS（社交网络）、报纸、书籍等获取的信息	从《地球的行走方式》*RURUBU*等书籍、照片墙等 SNS 获得的信息
时间		用于诊治、学习与练习、休息的时间	逗留天数、旅游日程、出发时间、自由活动时间

五大经营资源　诊所经营与旅行的对比

（关于资金资源，我会在第三章做详尽论述）。

我们可以将资金的运用方法看作"投资"。购买土地、房屋、购置医疗器械、用于招揽患者的广告宣传都是"投资"。

我们事先设定各种目的、数字目标，在实施之后对结果进行反馈。我们常态化地重复这样的行为，就是实现投资效果最大化的秘诀。

关键绩效指标（KPI）是为了达成目标而定期对进展状况进行监测的定量指标。通过对目标和结果的调整，我们可以把握进展动向。对诊所经营而言，KPI 就是销售目标和就诊患者人数。通过对 KPI 的测算，无论目标达成与否，我们都可以对投资效果做出评估，为下一步具体策略的实施提供帮助。

作为经营者不应该停留在"做是做了，但是失败了"的思维的水平上，而应该对此次失败的原因进行思考。因为这样做有助于下一步策略的实施，在经营上产生良性循环。

作为资源，资金还具有另外的特性。那就是，我们可以用"资金购买其他资源"。这是资金作为资源的一个特点。

招聘、雇用员工具有"购买"人员的性质，聘用勤务医具有"购买"其时间的性质，订阅书籍、报纸具有"购买"信息的性质。我们会为了厚待管理层而高价"购买"其专业知识。如此这般，我们在领略了资金可用于购买其他资源的特征的同时，更为深刻地认识到资金的运用方法能够极大地影响我们的经营。

综上所述，对于经营而言，"在把握五大资源特点的基础上，如何平衡地使用这些有限的资源是关键所在"。驾驭这些经营资源的行为就是"管理"。

一提到"管理"，想必很多人首先想到的是"人员"的管理。在经营领域，请各位做这样的理解，即"驾驭五大资源=管理"。"管理=人员管理"是止步于对一种资源的管理的认识。停留在"管理=人员管理"认识水平的院长可能会对员工说"为什么你不考虑独立呢"，员工可能会抱怨"在我们诊所，只有院长一个人在忙前忙后，效率低下"。总之，令人感到压力的经营状态会持续。

如同人员的教育和人员的成长有直接关系，各种资源复杂地关联在一起。"时间"资源的配置不当，因为疏于对"信息"的投资而未进行知识升级等原因导致经营状况不良的情况实在不少。所以，我们要想最高效地解决问题，必须找出在哪些资源的配置上出现了问题，并进行客观的调整。

由于在开业时期，会产生借款，这是一个容易令人对资金资源感到不安的时期。另外，在"人员"尚未成熟的时期，我们可能常常对员工比较严厉。

然而，造成这些问题的根本原因往往在于我们事先的
"准备不足"。这种准备不足就是我们在学校以及在做勤务医
时无法学习经营知识的一个"恶果"。

至此，我们理解了：无论经营的内容如何，经营的源泉都
在于我们自己想要做的事情，针对自己的目标如何投入五大资
源（经营手腕）对于经营的持续有重大影响。

有关资源的充分运用，我会在第二章以后进行论述。在
此，请各位把握五大经营资源对于经营持续的重要性，理解资
源的配置就是"管理"。

□经营就是"针对想做的事情（愿景）合理地配置经营
　资源"

□五大经营资源是指"人员、物资、资金、信息、时间"

□"资金"作为资源的特性在于"供应一旦断绝，经营就
　无法维系"，"可用来购买其他资源"

经营的框架（管理框架）

◎基于管理框架的旅程设置

至此，我们已经给各位讲述了"开业＝创业"，"创业就是经营活动的开始，诊所经营也是生意"，"经营资源可分为人员、物资、资金、信息、时间五种"，"如何配置五大经营资源＝管理"。

请各位回忆一下，我在"前言"中写到的，我曾向想要开办自己诊所的医生询问过其理由。

这个动机就是经营的能量之源，与"经营就是针对想做的事情（愿景）合理地配置经营资源"的表述是一样的。也就是说，想做的事情、喜欢的事情、擅长的事情都可以成为我们坚持经营活动的能量之源，如果我们出于"我觉得已经是时候了"的理由就开办诊所，在未来能否继续的问题上存在较高风险。

出于"我觉得已经是时候了"的理由就开办诊所，我们在诊所经营过程中，容易不知不觉地放纵自己，因为缺乏"我想要建一所这样的诊所！"的强烈热情，就会疏于在提高员工的工作干劲、吸引患者方面努力。

而且此时，我们对五大经营资源不做配置的可能性也很高，我们容易陷入员工接二连三离职，为弥补流动资金和生活费不足而不断借款的"负螺旋"之中。

对于坚持经营具有重要意义的是"经营的源泉＝想要做的事情（愿景）"的思维。对于不是企业家的普通人而言，在开业之前能够达到这样的认知，确实比较困难。

"并不想构建一家主打保险治疗的诊所，想要推出一种能够和患者慢慢交谈的诊治模式""诊所经营并不是人生的全部。希望在经营诊所的同时，还有时间陪伴家人""50 岁之前想要过上不工作也有收入的生活"等想法也都是人们想要达成的愿景。

放弃美丽的辞藻，坦诚地自问，我们可能很简单地绘制出愿景。

然而，我们要实现任何愿景，掌握经营的框架（管理框架）都是必不可少的。如果我们能够成功构筑管理框架，我们就可以和不懂管理框架的经营者拉开差距，避免资源的浪费，也能够看清组织方面的问题。

经营框架的结构如下页图所示。

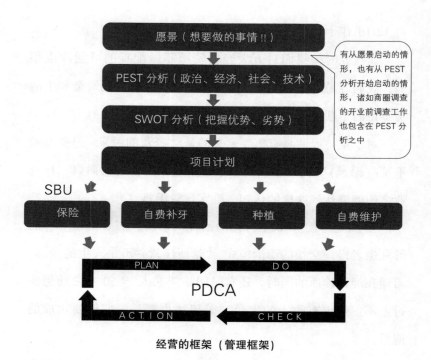

经营的框架（管理框架）

①制定愿景（经营的源泉）

②PEST 分析（政治、经济、社会、技术）

③SWOT 分析（把握优势、劣势）

④项目计划（事业计划）

⑤SBU（战略业务单元：在牙科诊所中，有保险治疗
SBU、自费治疗 SBU）

⑥PDCA 循环

这个管理框架体系图展示了诊所经营的"全部流程"。

在掌握了这个体系图之后,我们就会对"PDCA 循环是重点"之类的在管理培训班上听到的片面信息不为所动,而是以俯视的角度观察经营的全貌。如果不了解这一点,我们永远都不知道什么是管理,只能在这也重要、那也重要的认识中摸索前进,被新的信息、名词牵着鼻子走。

如果把管理框架体系图的内容整理成语言,流程是这样的。①愿景是经营的源泉,②把握愿景领域、行业的状态,③在把握状态的基础上,进行自我分析,④在自我分析的基础上制定项目计划(事业计划),⑤⑥付诸实践。极端地说,无论是从事经营还是做什么,能够超越"想要做""喜欢"的动机、能量是不存在的。这正是一切行动的源泉。我们可以运用管理框架(经营体系图)的理论,通过经营完成我们"想要做的事情"。

接下来,我会按照管理框架的内容,从经营源泉——愿景的制定开始,依次进行详尽论述。

□在经营领域存在作为原理原则的管理框架

Entrepreneur Spirit

愿景

◎ 自己 "想要做的事情" "喜欢的事情" 是什么

　　正如兴趣爱好、喜欢的事情能让我们产生无与伦比的行动力那样，在经营上 "拥有自己的愿望" 也会成为原动力，成为一个有力的强项。在管理框架中，作为启动源泉的愿景是经营的能量，也就是从源泉涌出的水量，因此流出的水越多，下游越湿润繁荣。

　　在管理框架中，作为起点的愿景（想要做的事情），对经营者而言越是令人兴奋，就越容易战胜人口减少和竞争对手林立的恶劣环境。开始考虑开办诊所的契机，即使是 "我想要拥有自己的城堡" "我觉得已经是时候了" 也没关系。但是，源泉的 "量" 是经营的原动力，所以在开业前的规划阶段要确保一定的制定愿景的时间。"内部装修该怎么做才好呢?" "主页，内览会该怎么弄……" 处于开业准备期的医生们经常针对诊所细节问题向我咨询。我们在想到这些问题的时候，有必要回想一下我们的愿景，即 "我们为什么要开办诊所，开办什么样的诊所"。如果我们有 "希望这样的患者来我们诊所" 的愿景，"我们采用可以让目标患者满意的内部装修，能够博得好感的主页设计，举办为来客提供其喜欢的广告赠品的内览会即可"。实际上，我们可以非常简单地做出决策。

"内览会就委托给外包公司代办吧，内览会用的广告赠品，就用小鸭子玩具吧，前辈也是这样做的"。**如果我们做出这样的决策，可能无法实现经营者所期待的品牌推广效果。**因此，我们不能这样草率地做决定。

另外，我们明确自己想做的事情有一个更大的好处。因为制定了愿景，我们就"可以从自己的偏好中摆脱出来"。为什么呢，我们开始考虑符合目标患者的内部装修和设备投资之后，在其他的措施方面，也可以站在患者的视角和立场同员工们进行商量，也可以开始讨论如何构建对患者贴心的氛围。

这样，将愿景描绘为理想的未来，从理想进行倒推，制定计划，这被称为逆推。相反，将现在置于过去的延长线上，在该延长线上想象未来，这被称为预测。

如果用更为简单的说法来解释，那就是"过去如何都无所谓，未来如果变成这样就好了"＝逆推思维，"根据以往的趋势，今后如果变成这样就好了"＝预测思维。我不想评判逆推思维和预测思维孰优孰劣，从制定愿景的角度出发，相比于认为未来处于过去的延长线上的预测思维，我还是更推荐采取描绘自由的创意和理想的逆推思维。

◎ 没有愿景的经营

那么，我们没有愿景就进行经营，那会怎样呢？在诊所经营过程中，就诊患者应该不会向我们提出"贵院的愿景是什么？"之类的问题。

可是，我们诊所正往什么方向发展？我们诊所的目标是什么？有关这些疑问，如果我们的员工没有统一的认识，就会无所适从，内心也会陷入不安。在没有确定明确方向的诊所里，一般来说，院长的喜好和心情会左右院内的气氛，越是敏感的员工，越是容易感到压力，进而离诊所而去。

只有制定了愿景，我们和员工们才有了共同的发展目标。我们才可以确定员工的行动方针，为员工分配各自承担的职责。于是，领会了自己职责的员工在内心里也就有了"为诊所做贡献""帮助院长做事"的目标，就会自觉地行动起来。

平时，我常常收到来自诊所院长的邀请，他们希望我能协助他们强化诊所的管理。每次接到这种邀请，我都会前往诊所参观，根据情况对员工进行问卷调查。但是，我往往会遇到这样的情况。在这里，我给各位介绍一下我的一个提问和员工的回答。

提问："请告诉我贵院的目标是什么？"

回答："我不知道"，"我们只是按照院长喜欢的方式在做而已"。

怎么样？其实我能够收到回答就很不错了。针对这个提问，有大约半数的人根本没有作答。其中，有人只回答"没有"两个字。这就是在没有统一愿景的诊所中工作的员工的真实写照。

◎ 首先对 "想要做的事情" 进行想象

作为制定愿景的秘诀，我为各位讲述了逆推思维。为了制定更具体的愿景，请忽略所有障碍的存在，仅仅把注意力集中在自己 "想做的事情" "这样的话最好" 这一点上。

暂时对 "费用很高" "真的能做到吗?" "父母会允许吗" 等障碍不做考虑，在确定自己 "想做的事情" 之后再思考即可。

说到底，根据自己的价值观设定目标非常重要。这就是理想，为我们带来长久的、令人兴奋的 "愿景浪漫"。

另外，我在协助作为客户的医生们制定愿景时，会采用 "终极论" 的思维。我会问他们追求的终极目标到底是什么。于是，为制定愿景而烦恼的医生们会心情舒畅地回答 "如果是终极目标，那就是完全不用考虑经营的事情，把精力全部集中在喜欢的治疗工作上"，"想过上不工作也有收入的生活"。

诊所毕竟属于医疗机构，用美丽的辞藻写成的理念和愿景不免给人华而不实的感觉。所以，在制定经营愿景时，请回归作为经营者的初心。制定愿景时，要坦率一些，将自己所想写在白纸上，这样就容易整理了。

如果采用"终极论"思维，既可以有利于开业后长久保持兴奋感，也为我们带来倾听自己真实内心的机会。所以，请各位务必尝试一下。

☐ 自己"想做的欲望"是经营的源泉，经营的动力

☐ 为制定愿景而烦恼时，将自己的终极欲望写出即可

◎ 在愿景单上开列自己想要做的事情

我们确定自己最终想要从事什么样的诊所经营之后，下一步就是制作下页图所示的"愿景表"。

愿景表的基本内容如下：

· 自己的愿景（包括诊治模式）

· 氛围、空间的感觉（芳香飘荡的安静空间等）

· 诊治内容（例如，主打美容、主打预防等，请尽量填写）

· 三年后诊所的面貌——那时个人生活的面貌（销售、

三年后诊所的面貌
经人介绍的患者占主流，月销售额超过
1000 万日元。保险治疗业绩为 50 万点，
自费治疗业绩为 500 万日元。
有数名员工能够帮扶后辈成长，能够提出
课题改善的建议。

个人生活的面貌
在销售和时间上比较宽松。在潜心钻研技术
的同时，也会挤时间参加其他行业的集会。
每周休息两天，用于参观美术馆和读书。心
态平和，不焦虑。

诊治方针
开展以美白和正畸为主的美容治疗服
务，让前来就诊的每位患者享受一种
"完全没有置身牙科诊所"的感觉。
保险治疗接诊以 50 万点为上限，全
体员工注意为自费患者营造轻松的就
诊氛围。力争实现金属填充物为零的
目标。

诊治内容
自费洗牙、美
白、正畸、自
费补牙、种植、
其他方面的一
般诊治。

场所及空间的面貌
避免让患者站在候诊室等
待，营造与古典音乐相配
的、飘荡着实木香气的高
雅空间。让患者产生与其
说这是一家治疗牙病的诊
所，不如说这是一家美容
院的感觉。

我们希望能在患者心目中树立怎样的形象
"看牙我只去○○诊所"

理想顾客 1 　认真倾听有关治疗的事项
理想顾客 2 　不说"只接受保险治疗"的患者
理想顾客 3 　为诊所介绍其他患者

主题：自己创办诊所所带来的好处

自己	员工
·取得预想的经营效果，心情舒畅 ·可以自由掌控金钱的使用 ·作为经营者能够取得提升	·通过支付培训班的培训费等教育费用，可以提高员工素质 ·设置练习技术的时间，女性员工即使在产后也能重返岗位 ·经营水平得到提升
患者	所在地区
·不再厌恶去牙科诊所 ·由于口腔内环境得到改善，自己能更专心投入工作 ·以去美容院的心情去牙科诊所	·通过与托儿所的合作，努力让孩子们不再厌恶牙齿治疗 ·诊所雇用了外国员工，外国人也能来院接受诊治

愿景表的实例

收入的状态)

　　·期待在患者心目中树立的形象

　　·开业对四方的好处（开业为自己、员工、患者、所在地区带来的好处）

　　根据愿景内容、作为目标的销售规模不同，愿景表的信息量和内容的具体性也会不同。

　　如果我们制定的开业第一年愿景的目标是"开业一年以内将销售额提高到 1 亿日元"。那么，我们就要在开业一年以内、尽快确保新患者和增加回头客。我们需要拥有一定的选址能力，足够的地租、房租支付能力，还要运用"资金"资源强化广告宣传。

　　如果诊所主打保险治疗，我们必须尽快保证每天就诊患者人数超过 65 人（假定诊治报酬单价为 1200 点①）。如果诊所主打自费治疗，在种植牙（每颗牙市场价大约为 40 万日元）方面暂时无法获得大单的情况下，牙齿维护将成为治疗的主要内容。在这样的情况下，我们需要从口腔卫生师（DH）专用牙科综合治疗机的台数，牙周支持治疗（SPT）业务需要接诊

---

　　①　在日本，医疗机构在为患者提供保险治疗之后，会每月向医疗保险机构提交诊疗报酬明细书等报销申请资料，费用按照《医疗保险点数表》进行积分计算，每点分值为 10 日元。

患者的人数……这样的角度，对照计划、数字目标（KPI）进行精准的研究和规划。

当然，相比制定数字目标，制定愿景是第一步。

这第一步意义重大。对于认为"开业＝开设诊所"的医生而言，相当于要走一条从未走过的道路。迈出这第一步很难，从某种意义上来说，这是医生变身经营者时需要完成的"第一份作业"，也可以说是需要突破的"第一道关口"。

我们填写愿景表，就可以将愿景相关内容全部呈现在眼前。如此，我们可以将埋藏在心中的想法全部倾泻出来，置于我们眼前。这样做有利于我们梳理自己的思维，确定为实现愿景而采取行动的顺序。所以，请各位务必认真完成这"第一份作业"。在愿景表中，开业"对四方的好处"尤为重要。

"对四方的好处"所要表达的是，我们的诊所开业为"自己""员工""患者""所在地区"带来的好处。

刚开始，我们思考愿景的时候，只考虑"自己想要这样做"确实没有什么问题，但是，如果仅怀着这样的想法就开业，在经营过程中，就容易陷入为所欲为、刚愎自用的状态。因此，我们同时需要对诊所开业可能为员工、患者、所在地区所带来的好处加以思考。这种思考对于我们诊所的长期经营具有非常重要的意义。

　　极端地说，如果我们开设的诊所不能给患者和当地的居民带来好处，诊所是不会受到欢迎的。从结果来说，即便有患者出于"诊所离家较近"的便利性会来就诊，一旦附近出现新的诊所，这样的患者还是有可能流失的。

　　在诊所刚开业时，出于"在自家附近新开了个诊所"的理由来就诊的"尝鲜患者"也不少。"尝鲜患者"来诊所时，我们要极力避免让他们产生"和别的诊所没区别"的看法。我们需要把这些患者变成我们诊所的"粉丝"，让他们成为诊所的回头客。要做到这一点，在开业的规划阶段，我们必须制定出对大家都有价值的愿景，并根据愿景开展员工教育。

　　如此这般，我们对诊所开业为多个方面带来的好处进行思考，我们也就对诊所的存在价值做出了定义。于是，我们就可以针对患者、针对员工展示明确的经营方针，组织的理念也会不断得到巩固。我再次强调，伴随诊所的品牌营销、患者粉丝化的推进，诊所经营会更容易走上正轨。

□ 愿景是管理框架的源泉

□ 经营可以以"想要做"作为源泉，但需要同时考虑"对
　 四方的好处"

PEST 分析/SWOT 分析

◎PEST 分析

在制定愿景之后，为了实现所设定的目标，我们将按照管理框架，对经营环境（PEST 分析）以及我们诊所的优势、劣势（SWOT 分析）进行客观的分析。

用一句话来概括，PEST 分析就是对"自己所处行业环境进行分析"。这种分析法是由被称为现代营销学之父的菲利普·科特勒提出的，他主张对企业所处宏观环境，从 P（Politics：政治因素）、E（Economy：经济因素）、S（Society：社会因素）、T（Technology：技术因素）四个角度进行分析。

这种对环境因素的分析相当于牙科治疗时的"检查诊断"环节。我们未经环境分析就开展经营活动，相当于在牙科诊所事先不为患者做透视检查，就直接实施种植治疗、正畸治疗。如此看来，对于经营而言，对环境因素的分析是必不可少的重要环节。

在这里，我想指出一个要点，希望各位加以重视。如果我们夹杂着自己的想法去解释已掌握的信息，进行错误的 PEST

分析，这有可能对日后的经营活动产生恶劣影响。

P（Politics：政治因素） 政治形势、税制、法律修改等。作为市场竞争的前提的"市场竞争规则"也存在改变的可能	E（Economy：经济因素） 经济形势、原油价格、股价、物价形势、消费形势等。对销售与成本等直接左右利润的"价值链"产生影响
S（Society：社会因素） 人口走向、生活方式的变化、流行的变化、社会现象、社会基础设施的变化等。对人们的需求结构产生影响	T（Technology：技术因素） 创新、IT技术的发展、专利的形势、设计技术、生产技术等

PEST 分析

　　在做 PEST 分析时，如果不是与愿景有关联的信息，其有效性就会低。我认为我们有必要收集有关在线诊治的发展方向、地区综合护理体系（到 2025 年，团块世代整体都将超过 75 岁，为迎接 2025 年到来，为了帮助老龄人群在自己长期居住的地区有尊严地度过余生，日本政府构建了"居住""医疗""护理""预防""生活支援"无缝对接的一体化服务系统）等的信息。这些信息与诊所经营密切相关。在本章开头部分给各位介绍的日本的人口数据、龋齿的指数等也是 PEST 分析时需要关注的信息。

◎ SWOT 分析

SWOT 分析是一个框架，可以帮助我们找出经营方向和改进措施。目前，在诊所经营以外的领域，SWOT 分析也得到广泛运用。对于曾经阅读过一些管理书籍的人士而言，相比于 PEST 分析，或许更熟悉 SWOT 分析。

使用 PEST 分析、SWOT 分析从普遍的角度对事物进行分类的框架，我们可以轻松地将我们的想法用语言表达出来，展现在眼前，并加以整理。换句话说，"经营的框架"也是一个能够客观审视管理的框架。

接下来，我会给各位讲述 SWOT 分析的使用方法。

SWOT 分析的名称来源于 S（Strength：优势）、W（Weakness：劣势）、O（Opportunity：机会与环境）、T（Threat：威胁与障碍）英文的第一个字母。这是一个将事物所处的外部环境与自身的内部环境结合起来进行思考，能够实施客观的战略研究的框架。

SWOT 分析可以说是遵循孙子的"知己知彼，百战不殆"思想的现代版框架。

诊所开业时，我们可以按照 SWOT 分析的结果，选择开业地点（土地、铺面）。

比如，劣势（W）是"对员工招聘有些担心""不懂招揽患者的方法"，那么，为了弥补这样的劣势，我们可以通过将诊所"开在多条列车线路通过的车站附近""大型购物中心"来强化机会（O），以此提高识别度和上下班的便利性（S）。

不过，优势与劣势只是一线之隔，如果将诊所开在大型购物中心，就会产生高地价、高房租（W）这一新的劣势。在经营者自身的内部环境中的劣势（W）中，如果存在"对于持续支付高地价、高房租抱有的强烈的恐怖感"，排除在购物中心开业的选项会比较稳妥。

	优势（Strength）	劣势（Weakness）
内部环境	自己诊所在诊治、服务以及营销制度方面，有什么优势？今后如何发扬光大？	自己诊所在诊治、服务以及营销制度方面，有什么劣势？今后如何实现反转？
	机会与环境（Opportunity）	威胁与障碍（Threat）
外部环境	相比于竞争对手诊所，以及在市场环境中，对自己诊所有利的因素是什么？今后如何发扬光大？	相比于竞争对手诊所，以及在市场环境中，对自己诊所不利的因素是什么？今后如何实现反转？

SWOT 分析是什么？

在这样的情况下，作为一个选择，我们可以在离车站较远但交通量较多的交叉路口附近购买土地，通过竖立宣传招牌提高识别度，在开业很久之前就向当地居民发布诊所未来开业的信息。

我的一个客户采用我推荐的这个方法，开业前就成功招聘到 5 名口腔卫生师，在开业第一个月就取得了 200 万日元以上的盈余。

这样，仅仅是用 SWOT 分析进行思考，对于开业准备来说也是很大的前进，开业准备工作就会大踏步前进。劣势若是知识不足，那我们就继续学习，这对开业第一个月就取得盈余具有重要意义。

那么，在诊所经营中，什么样的 SWOT 分析是有效的呢？在这本书中，我将一些各位自己不易觉察的"优势和劣势"开列出来了，请各位将符合自己的项目勾选出来。

◇**经营上的优势（S）**

□能够把事情托付给别人，依靠别人

□对于使用金钱没有极度的恐惧心理（不认为绝对不能接受损失）

□了解自己的劣势，并且正在设法弥补

☐工作热情很高

☐能够快乐地接受别人对自己的批评

☐我知道相比于自己已知的事情，未知的事情更多

☐喜欢做规划

☐感到焦虑时，不会拿别人出气

另外，如果各位认为自己还有什么优势，写出来也很好。下面让我来解释一下这些优势具体有什么意义。

· 能够把事情托付给别人、依靠别人

虽然自己什么都想亲力亲为的想法非常可贵，但是一个人单枪匹马无法维持一家诊所的经营。我们把工作交给别人做，既可以促进别人进步，也可以为自己腾出时间，去做其他重要的事。此时，要点是要明确把工作委托别人的原因和工作内容。在此基础上，我们就可以与委托的对象对工作目的、工作结果的反馈达成一致。另外，把工作委托给别人和"放任不管"大相径庭，这一点请务必注意。

· 对于使用金钱没有极度的恐惧心理（不认为绝对不能接受损失）

我们对于使用金钱没有极度的恐惧心理，意味着我们可以

使用资金这种资源。

如果我们能够做到有目的的投资，优势就进一步增强了。认为不能接受损失的人们，无法进行投资，他们总是从对与错的角度来判断资金的使用，在经营活动中，常常会感受到资金方面的压力。

・了解自己的劣势，并且正在设法弥补

我们了解自己的劣势，无论对于经营还是个人生活，都是一种绝对的优势。

在前面，我曾引用了孙子所说的"知己知彼，百战不殆"。如同孙子在这句话中所表达的那样，**对于经营活动而言，我们必须先行做到"知己"。**每个人都有自己的劣势，这是当然的。然而，变劣势为优势的第一步就是要自知（接受自己）。我们只有在自知的基础上，才能采取补救措施。

・工作热情高

在前面，我曾讲过经营的源泉都在于我们"想要做的事情"，我们的欲望越强，能量就越充足。面对自己喜欢做的事情，我们会忘记时间，乐此不疲地投入其中。具体到诊所经营上，我们的销售额也会让其他诊所望尘莫及。即使是在诊所不营业的时候，我们也会主动地思考，探索经营的灵感，会产生向其他行业取经的想法，于是，就会邂逅以往被自己在无意间忽略的创意。

・能够快乐地接受别人对自己的批评

生活在世上，每个人身上都有需要改进的地方，因此受到别人批评，那是再自然不过的事。对于来自别人的批评，我们要是采取欢迎的态度，就会快速取得进步，也能减轻日常生活中的压力。

・我知道相比于自己已知的事情，未知的事情更多

苏格拉底的关于"无知之知"的论述闻名于世。在世界上，我们不了解的事情随处可见。能够认识到这一点，对经营而言也会成为一个优势。如果我们自认为自己无所不知，就不会再有进步。作为诊所的经营者，平时都会被别人称作"先生"。我们有不懂的事情，向别人请教难免感到难为情。对于这一点我不否认。但是，如果我们采取不懂就问的态度，在诊所内部也容易形成轻松提问的氛围。

・喜欢做规划

对于一个人的个体户而言，做规划好像没有那么重要。但

是，一家诊所如果没有明确的规划，员工们就会因为看不到前途而陷入不安之中。

如果我们意识到自己不善于做规划，可以通过补救措施将这个劣势变成优势。

· 焦虑时，不会拿别人出气

员工如同院长的镜子，院长控制自己情绪的做法也会影响到员工。如果诊所的运营被领导的情绪左右，相比于患者，员工们就会更为关注院长（诊所内部）的动向，诊所就会失去发展的动力。"为患者服务"才是诊所的经营方针。所以说，能够控制自己的情绪对经营而言也能成为一个优势。

接下来，我会围绕有关经营的劣势展开论述。

◇ 经营上的劣势（W)

□ 认为借款是"坏事"，对借款怀有极度的恐怖感

□ 经常会鄙视别人

□ 认为自己很特别

□ 容易发怒

□ 不遵守法律、规范

□ 配偶参与经营活动

对于经营而言，上述这些都属于劣势。接下来，我们逐条分析一下。

· 认为借款是"坏事"，对借款怀有极度的恐怖感

在认为借款是"坏事"的人士中，相比于经营者本人，其绝大部分是经营者的父母（尤其是母亲）。如果自己的孩子为了诊所经营而借款，作为父母为之担心完全可以理解。

待我们了解资金的使用方法之后，这种恐怖感会得到缓解。不过必须承认，我们无法彻底消除这种不安，经营是生意，而生意是"通过将金钱转换成其他事物来实现增值的活动"，作为原始资本的资金必不可少。

我们在感到强烈不安的时期面临借款问题时最容易犯的一个禁忌，就是压缩借款金额。更具体来说，就是压缩营运资金，而削减借款的金额。其实，在刚刚开业时，我们按理应该增加营运资金才对。如果出现剩余，随时可以返还。为了降低不安，我们非但不能压缩借款金额，而且应该在手边确保充足的资金。这方面的知识对于经营者也是不可或缺的（关于资金，在第三章会有详细论述）。

这可能是老生常谈，无论我们多想不劳而获，醉心于房地产投资、期货投资，对于经营而言都是有负面影响的。因为，

那些都不是符合我们愿景的"本职工作"。虽说如何经营是自由的，也没有对错之分，如果我们出于自己的意愿开办了诊所，却不全身心地投入其经营中，那么没有人会追随我们。那些对房地产投资等有兴趣的诊所经营者，不妨继续这样的投资活动，但是务必注意不能影响到诊所经营。

·经常会鄙视别人

鄙视别人属于内心的问题，所以我们难以觉察到。我们有这样一个方法，可以发现自己平时是否鄙视别人。如果我们看到诊所员工对待后辈态度高傲，我们可以反思一下或许自己平时也是这样待人的。因为诊所的员工是院长的镜子。

我们看不起对方时，就会在不知不觉中产生"为什么连这个都不懂"的想法。于是，对方会意识到"自己被别人瞧不起了"，就会在无意识中尽量避免与院长说话。这样，彼此间在交流上就出现了障碍。

·认为自己很特别

如果我们认为自己很特别，就会在不被别人重视时感到不满和压力。这就是自我重要性很强的状态，无论什么时候，我们自己不处于中心的位置，就会感到不快。根据以往为医生们做咨询时的经验，人的自我重要感越高，自我防卫意识就会成比例提高。这与刚才在优势（S）中提到的"快乐地接受批评"的观点背道而驰，就会陷入"走自己认为正确的道路"的状态。很多认为自己很特别的人一旦受到批评就会怀恨在心，和这样的人交流时，人们会感到战战兢兢，担心不知何时会踩到"地雷"。结果而言，认为自己很特别的人难以和周围的人建立良好的人际关系。

· 容易发怒

在诊所经营过程中，我们必须学会根据场合控制我们的情绪。如果我们在患者面前有对犯错员工表达愤怒的行为，我们必须引起注意。因为如果我们那样做，不只是员工，患者的心情也会变坏。所以，即使有必要批评犯错员工，也要在批评之前，先做一次深呼吸，让自己冷静下来。

· 不遵守法律、规范

如今，我们在互联网上很容易就可以收集信息，发布口碑。对违反法律、规范的内部举报也不少见。以往许多当然的做法也开始受到质疑。为了维持诊所健康的经营状态，我们需要与员工们一道重新审视我们的各种工作方法。

· 配偶参与经营活动

在劣势（W）之中，我认为最具风险的就是经营者与配偶的关系。众所周知，院长是男性，配偶担任助手、口腔卫生师、牙科医师的诊所相当常见。院长和院长夫人同在诊所工作容易给诊所内的其他员工造成一种"双大脑"（有两位最高领导）的状态。员工们常常会陷入无所适从的焦虑之中。

对于女性员工来说，还是和同为女性的院长配偶商量事情比较容易。久而久之，男性院长就会失去与女性员工直接对话的机会，这可以说是一种沟通机会的损失。

不是说院长与配偶一起工作本身有什么问题，因为在这种诊所里，周围的人会变得越来越介意，所以，即使是双方一起工作，事先确定谁是最高领导，另一方行为相对低调一些，或许还是能够将劣势（W）转化为优势（S）的。

至此，我对经营者内心的优势（S）与劣势（W）进行了论述。接下来是机会与环境（O）、威胁与障碍（T）。

作为机会与环境（O），我们可以列举如下事项。

□父母拥有土地

□拥有可继承的诊所

☐麻醉科的医生是好友，就居住在附近

☐开业后，正畸治疗的专科医生会定期来诊所接诊

☐诊所开在自家附近，地理环境比较熟悉

☐有足够的存款

作为威胁与障碍（T），我们可以列举如下事项。

☐在计划开业的区域内，有面向类似患者人群的竞争对手诊所

☐其他诊所在强化技术钻研、强化经营的同时，开始着手推进品牌营销战略

☐有的诊所提供的待遇很高，员工月工资比自己诊所要高3万日元以上

☐在车站附近选定了铺面，后来，快速列车在那个车站不停车了（受远程办公的影响，列车的乘客在减少）

这些都是会对经营构成影响，有必要采取应对措施的事项。

至此，作为影响我们的环境因素，我对 S、W、O、T 进行了列举。我们如果做 S×O 这样的乘法，SWOT 表还可以发挥

优势（Strength）	劣势（Weakness）
□ 能够把事情托付给别人，依靠别人 □ 对于使用金钱没有极度的恐惧心理（不认为绝对不能接受损失） □ 了解自己的劣势，并且正在设法弥补 □ 工作热情很高 □ 能够快乐地接受别人对自己的批评 □ 我知道相比于自己已知的事情，未知的事情更多 □ 喜欢做规划 □ 感到焦虑时，不会拿别人出气	□ 认为借款是"坏事"，对借款怀有极度的恐怖感 □ 经常会鄙视别人 □ 认为自己很特别 □ 容易发怒 □ 不遵守法律、规范 □ 配偶参与经营活动

内部环境

机会与环境（Opportunity）	威胁与障碍（Threat）
□ 父母拥有土地 □ 拥有可继承的诊所 □ 麻醉科的医生是好友，就居住在附近 □ 开业后，矫正治疗的专科医生会定期来诊所接诊 □ 诊所开在自家附近，地理环境比较熟悉 □ 有足够的存款	□ 在计划开业的区域内，有面向类似患者人群的竞争对手诊所 □ 其他诊所在强化技术钻研、强化经营的同时，开始着手推进品牌营销战略 □ 有的诊所提供的待遇很高，员工月工资比自己诊所要高 3 万日元以上 □ 在车站附近选定了铺面，后来，快速列车在那个车站不停车了（受远程办公的影响，列车的乘客在减少）

外部环境

关于 SWOT 分析的总结

分析功能。

例如，将 S：对使用资金没有恐怖感，与 O：可继承父母的诊所做乘法，虽然可以原封不动地继承，却转念一想出钱对诊所进行了翻新。继承诊所后，对于患者而言，这种视觉上的宣传效果都是看在眼里的。

反之，如果将 W：对使用资金有强烈恐怖感，与 O：可继承父母的诊所做乘法，容易陷入"因为对借款有恐怖感，所以才继承的"的思维。如果原封不动地经营从父母继承来的诊所，就只能以具有沧桑历史感的诊所环境及器械，为与父母共同老去的患者继续提供服务。未来，患者会越来越少。对于这一点，我们必须认真考虑。

下面的经历让我实实在在地感受到了这一点。这是我们在一个高龄人群密集的区域，协助一家新诊所开业时的真实体验。

那天，我们举办新诊所的内览会，我对来访患者询问来院的理由时，"一直给我看病的医生年纪大了，我不太清楚他的诊所能开到什么时候""原来经常去的诊所很老旧，我也想去漂亮的诊所就医"之类的回答占大多数。这些都是平时从患者那里听不到的真实声音。"他们虽然一直在原来的诊所就医，内心里却是这样想的"，一想到这些，我内心不免有些受打击，但同时我也感受到了变劣势为优势的机会的存在。

到此为止，我们一起学习了管理框架的顶部三层结构，这三层即制定愿景，为实现愿景而了解世界（PEST 分析），把握自己的优势和劣势（SWOT 分析）。

可以说，几乎所有的经营精髓都集中在管理框架的顶部三层之中，由这三层构成的"上游"能够对以项目计划为核心的"下游"产生重大影响。在遇到项目计划推进困难，与工作人员在沟通方面出现问题时，我们可以回归上游三层来寻求问题的解决对策。

□掌握优势和劣势，使其作为武器
□上游三层充满经营的精髓

◎ 制定项目计划（事业战略）

我们向银行、公库①借款时，必须提交《事业计划书》。

事业计划书是"对经营而言必不可少的文件"。

事业计划书是指客观、清晰地总结未来业务的可行性、赢

---

① 在日本，公库是指由政府全额出资的、以实现国家经济政策、社会政策为宗旨的金融机构。其中，住宅金融公库于 2007 年被改组为住宅金融支援机构。国民生活金融公库、中小企业金融公库、农林渔业金融公库等，于 2008 年在政府出资金融机构的改革中，被合并为株式会社日本政策金融公库。

利能力、安全性、发展潜力和具体方法的文件。我们需要在其中明确未来五年的销售计划和费用的使用方法，因此，我们在开始经营活动之前第一次做收支规划的时候，制作事业计划书。

在事业计划中，收支计划往往是主要部分，但对写入管理框架的上游三层内容的人士而言，其中还会包括对经营不可或缺的"愿景""方针""目标"等内容。**包含这些内容的事业计划被称为项目计划**。

项目计划虽然也具有事业计划书的功能，但是，他不是事业"计划"，而是揭示"如何取得成功"的事业"战略"。

如果没有这个"战略"，在开业准备过程中，我们就没有投资的感觉，无法掌握五大经营资源控制能力（因为没有使用资金"购买其他资源"的感觉）。

在牙科行业，有一种习惯，那就是不是由经营者本人，而是由税理士、经销商代写事业计划书。许多刚刚开业的医生都会说："实际上，诊所开张的时候，我没有写过什么事业计划书。"而从其他行业的创业人士那里能了解到，事先未做事业计划就直接开始创业是不可能的。

虽说我们利用其他有贷款经历的人的"计划书"，可以不必从头书写，省一些事。然而，对事业进行计划是确定通往成功的道路、战略的过程。没有项目计划，我们就无法在开业后取得成功。

"我以前没写过事业计划书""经销商会替我们写"之类的想法，**未来存在非常高的风险，会影响经营的可持续性**，所以请务必摈弃这样的想法。

在制定项目计划的过程中，我们在愿景的 PEST 分析和SWOT 分析的基础上（上游三层）制定战略，之后确定在主打保险治疗时包括自费治疗销售额的提升目标、提升方法等内容的行动计划。为了提高保险治疗和自费治疗中的种植治疗、正畸治疗业务的销售业绩，我们引入 SBU（战略业务单元）① 的概念。

引入 SBU 概念之后，我们可以针对美容补牙、种植治疗等各个自费治疗项目，制定销售计划、销售目标，确定强化重点，制定具体的应对方案。

假设，保险治疗 SBU 完成了一个月 50 万点的目标，正畸治疗 SBU 未能完成目标。究其原因，我们或许可以列举出"诊

---

① SBU（战略业务单元）是公司中的一个单位，或者职能单元，它是以企业所服务的独立的产品、行业或市场为基础，由企业若干事业部或事业部的某些部分组成的战略组织。战略业务单位必须在公司总体目标和战略的约束下，执行自己的战略管理过程。在这个执行过程中其经营能力不是持续稳定的，而是在不断变化的，可能会得到加强，也可能会被削弱，这取决于公司的资源分配状况。

所主打保险治疗，对正畸治疗的宣传不到位""原本在招揽正畸治疗患者的市场营销方面就没有投入什么时间和资金……"，如此，我们就可以看清需要改进的地方，确定今后的行动。

我们把这个执行计划，评价执行结果，反复改进提升的过程成为 PDCA 循环。

P（Plan）是计划，D（Do）是执行，C（Check）是检查，即确认与改善，A（Action）是行动。

PDCA 循环从计划（P）开始。计划的源泉是目的（愿景等）、目标。

伴随对管理框架理解的深入，我们就会形成从上游流向下游的感觉，就会意识到"如果目的、目标尚未确定，计划（P）的效果就难以期待"，也会产生"最好还是先重新考虑一下目的、目标"之类的"正的循环"。

我们可以在购置医疗器械、举办内览会等各种场合，充分利用 PDCA 循环。

利用 PDCA 循环，我们可以避免下面这种情况的发生。许多诊所确定数字目标之后，就着手购置医疗器械。结果却是，虽然引进了最新型的激光照射仪、美白仪，却只用了 3 次就闲置起来了，让设备落灰落土……

或许有些人已经意识到，那些不会制定计划的人，往往不是因为不擅长，而是因为根本无法描绘出自己的目标。有人会认为"PDCA 循环很有用"，进而想要尝试。计划这个词，在日语汉字中写作"計画"。

如果我们对"画"无法做出想象，那么想要"計"，也就是做打算，实现画上的内容就无从谈起了。所以，我们还是先描绘一下我们想要实现的画面（愿景）吧。

□我们开业之前必须制定项目计划

◎管理框架的源泉

在第一章里，我根据管理框架，以开业的出发点（愿景）作为起点，以经营的概念为中心，对诊所经营的流程进行了说明。

在此，我把其中的重点内容做如下总结：

· 开业等同于创业，是经营活动的开始。

· 经营就是对于想要做的事情，合理地配置经营资源。

· 经营资源包括人员、物资、资金、信息、时间五种。

· 开业前必须制定经营资源相关战略，制定项目计划。

· 根据项目计划展开经营活动，运用 PDCA 循环定期做出调整。

有一句话至关重要，我再强调一遍。"经营的起点在于想要做的事情。"

即使在最开始只是出于"我觉得已经是时候了"的想法即着手诊所的筹备工作也没有问题。"我想要经营这样的诊所"，"我想要过上这样的生活"……伴随我们想法的不断变化，我们就会拥有引领自己走向成功经营的"最好的指南针"。

接下来，在第二章里，我会围绕有助于我们精准实现愿景的环境分析进行详细论述。

第 2 章
牙科诊所的销售战略

牙科诊所的销售结构+α "企业家精神"

◎构成牙科诊所销售额核心的 "保险治疗" 与 "自费治疗"

在第二章里，我们一起学习牙科诊所的销售结构，展开以实现自由的经营为目的的 PEST 分析，不断强化我们的经营知识。

首先，我会针对销售结构展开详细论述。

一般而言，牙科诊所的销售额主要分为保险治疗和自费治疗两个部分。对于医疗机构来说，医疗保险制度是个再平常不过的制度。在患者眼中，保险医疗是一个 "三折菜单"，存在不能打折的 "自费" 部分。从商业社会的视角来看，保险医疗具有非常高的特殊性。

因此，我们有必要从提升诊所销售额的角度，加深对保险治疗所处地位的了解。

在这里，我针对保险医疗做一个简单的介绍。在日本，1961 年伴随《国民皆保险制度》的施行，医疗保险制度诞生了。凡是加入健康保险的患者，在任何一家医疗机构，可以以同样的金额接受内容相同的治疗。这项制度实现了针对所有国民的平等的医疗普及。国家对构成医疗行为的各种技术和服务都规定了具体的价格，将这些价格相加计算出来的就是医疗费。根据制度的规定，患者在就诊时，无须全额支付医疗费，只支付其中的一部分即可。

◎菜单和价格均已固定的保险治疗

从经营角度来看，医疗保险制度具有特殊性。第一个特殊性就是，患者就诊时只负担一部分医疗费。2020 年 6 月，0 岁到享受义务教育之前（6 岁）的人群负担二成，享受义务教育之后到 70 岁的人群负担三成，70 岁到 75 岁的人群负担二成（正在工作的和有收入的人群负担三成）、75 岁以上人群负担一成（正在工作的和有收入的人群负担三成）。

也就是说，接受保险医疗的患者从刚开始接触到的就是"七折以上的菜单"。在这里，我必须强调一下，这与一般生意相比，条件非常特殊。

医疗保险制度的第二个特殊性就是，加入医疗保险的患者，在任何一家医疗机构，可以以同样的金额接受内容相同的治疗（基于设施标准的不同除外）。

　　我们开办医疗机构以外的企业，比如餐饮店、IT 公司的时候，可以根据服务的内容、销售金额、利润率等，自主制定菜单。而在医疗机构，针对保险治疗，从一开始不仅治疗的内容（菜单）被固定，金额也被固定。

　　也就是说，主打保险治疗的诊所的经营者由于缺乏自主确定治疗流程、菜单、价格的经验，在设定自费治疗的价格时经常举棋不定。

　　如果把这样的环境比作 7-ELEVEn 那样的连锁便利店，那么国家就相当于连锁经营总部（母体），诊所就相当于加盟店（子体）。如果诊所主打保险治疗，那就意味着需要按照总部（国家）所确定的菜单、金额来进行销售。材料的进货价格、保险制度的修改对诊所的销售利润都会产生影响，连经营方针也不例外（未来国家如果修改法律，允许口腔卫生师无须医师指导就可以独立开业，口腔卫生师就可以和同伴一起开办诊所。届时，牙科行业的环境将会发生巨变）。

　　另外，在诊所开业之前，经营者对保险治疗的定位不做了解就贸然开始经营活动，未来有可能在战略层面，尤其是面临向主打自费治疗转型时，在"市场营销"和"品牌营销"方面遭遇困难。

　　造成困难的比较典型的理由有以下三项。

①患者已经习惯接受保险治疗

②员工已经习惯提供保险治疗

③经营者没有掌握有关市场营销与品牌营销的知识、价值观

①患者已经习惯接受保险治疗

从患者的角度而言，诊所方面一直表示"可以利用保险医疗"，如果改为自费，自己的负担就会从三折变成全额，心理障碍急剧飙升。从诊所的角度而言，诊所忌惮患者指责"你们诊所怎么连这种治疗都建议我自费呢?"

②员工已经习惯提供保险治疗

在诊所习惯于为患者提供保险治疗之后，员工对于向患者建议接受自费治疗，存在比较大的心理障碍。员工一直以来接受的都是有关"保险治疗"的教育，内心里也已经接受了这种治疗方式，即使想要向患者推荐自费治疗，员工自己也未必明白自费治疗有什么好处。

③经营者没有掌握有关市场营销与品牌营销的知识、价值观

这可以说是医疗行业特有的现象。

患者接受保险治疗时，需要自己负担的很轻，而且患者一

般都是感到身体不舒服主动来到诊所的。因此，诊所方面在招揽患者的宣传上没有什么经验。这是隐藏在保险治疗中的一个经营方面的"弊端"。到现在为止，诊所在招揽患者（销售营业、市场营销）方面不做任何工作，患者会不请自来。不可否认，在医疗行业存在轻视市场营销战略的倾向。

由于存在这三个弊端，从主打保险治疗向主打自费治疗转型时，有可能坠入意想不到的陷阱。

开业之初，许多诊所会很自然地采取这样的方针。"先通过保险治疗招揽患者，等经营走上正轨后，逐渐提高自费的销售额"。但是，从主打保险治疗向主打自费治疗的转型同时也意味着经营方针的转变，因此，需要从根本上对项目计划进行调整。

加之，缺乏市场营销思维的诊所，不懂得招揽患者和宣传的方法，最终无法实现从保险治疗向自费治疗的转型。

伴随诊所的转型，目标患者人群也会发生变化。如果在从主打保险治疗向主打自费治疗的转型过程中，遭遇超乎想象的困难，又没有解决的方法，就会认为"继续保险治疗也很好吧……"，从而进入维持现状的状态。

在这里，我想要表达的并不是保险治疗好还是不好的问题。诊所开业以后，时间 20 年、30 年地过去。在此期间，社会环境不断发生变化，我们针对经营方针的调整也不可避免。

为避免各位在面临调整时发出"完啦完啦"的无奈叹息，请各位在经营层面上，针对保险治疗处于什么样的地位，自己现在做的工作有什么样的效果等问题做出思考。

另外，如果以招揽患者的市场营销作为切入点谈一谈，这与在第一章中提到的开业对四方的好处有密切关系。我们自己的诊所对于自己、员工、患者、所在地区而言的理想状态是什么样的？也就是说，我们"想要树立的品牌"是什么样的？于是我们就进入了品牌营销阶段。

在这里我举一个患者利用保险治疗洗牙的例子。患者如果有"牙齿上有牙石了，去○○诊所洗一洗牙，这家诊所能够走保险"的印象，无论这家诊所的意图如何，品牌营销已经取得成功。

如果那样的品牌形象已经形成，即使保险规则发生了变化，我们建议他们去接受自费洗牙，想必他们还是难以接受。

至此，我针对保险治疗对经营的影响进行了论述。

接下来，我会针对如何利用保险治疗的特性，在经营中为自费治疗（想要提供的治疗）定位展开说明。

□"保险治疗"制度是医疗行业特殊的制度

□保险治疗有利也有弊

前端与后端

◎入口的"前端"、目标的"后端"

要想把握保险治疗、自费治疗在经营中的定位。我们首先必须了解一下"前端"与"后端"这两个市场营销术语。

前端商品是指，如同 7-ELEVEn 便利店里的"100 日元一杯的咖啡"、麦当劳里的"100 日元一个的汉堡"、药店里的"一盒 78 日元的鸡蛋"那样的低价商品，这些是以吸引顾客为目的的商品。由于是以集客为目的的商品，基本上没有什么利润，根据情况有时还会产生亏损。

后端商品是指，顾客被前端商品所引诱，在无意中购买的比如麦当劳的"套餐"之类的高利润商品。在一般情况下，卖家会以提高客单价为目的设置这种后端商品。

从牙科诊所的角度来看，保险治疗相当于前端商品，自费治疗相当于后端商品。

对于前端商品，大部分卖家并不期待其能赢利，仅仅想凭借集客菜单中的前端商品来赚钱，即使销售额有所提高，利润也很薄，必须以量取胜。

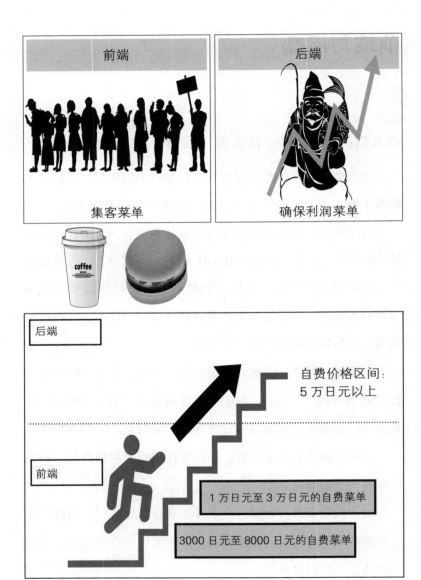

实施前端（保险）与后端（自费）的设计

我们制定兼顾保险治疗与自费治疗的方针，采取"在前端招揽患者，在后端确保利润"的设计，对于诊所经营具有重要意义。

不过，我们也不要忘记，对集客菜单看也不看，直奔后端菜单的患者也是存在的。

◎未必都是"从保险治疗开始"

我们通过学习市场营销战略、执行品牌营销战略，实现"让所有患者只接受自费治疗"的目标也是有可能的。

有些诊所会采取这样的经营方式，在确定了"只将绝对好的治疗方案推荐给患者"的方针之后，一天接待的患者虽然只有两位，但从每位患者身上能收取 5 万日元的咨询费。作为回报，诊所给每位患者至少预定两小时的时间，向患者提供治疗建议，为患者提供称心如意的治疗服务。

诊所的这种坚定的决心，也会感染患者，促进品牌的形成。

当然，有些患者是出于经济原因而选择保险治疗的，这也是事实。根据诊所选址条件不同，患者的需求也会不同。想必上述诊所是在看清当地环境之后，才有了"希望能做到一天接待两位患者"的想法。正如我在第一章中所说，那个"希望是这样"与愿景是紧密相连的。

我们在制定愿景时，应该暂且把"但是"之类的表达搁置起来，不是考虑"能还是不能"，而是思考自己"究竟想做什么"。这一点非常重要。

> □保险治疗处于前端，自费治疗处于后端
> □开业伊始就专攻自费治疗的模式也是存在的

医疗与经营分离方式

◎何谓经营的"布阵"

我们在举办培训班、内览会时，经常收到来自有开业想法的医生们的咨询。当问及开业独立的内心想法时，有人回答"说实话，因为不懂经营，所以想把经营工作托付给您"，有人回答"可能的话，想把精力集中在诊治工作上"，"我想把员工教育工作委托给您"，总之，他们会提出各种各样的诉求。

诊所不管规模大小都是一个组织，所以仅靠"院长"一个人经营诊所，那是极为困难的。无论是从当今的"信息泛滥、总人口减少、工作方式改革正在引发工作环境的变化"等现实来看，还是从每天不断增加的难度来看，我认为他们有这样的想法是当然的。

一个组织，犹如我们的身体，各个部位都有各自的功能，进而构成一个整体。正是因为一个组织的结构与人体相似，我们才经常会使用"我想要个左膀右臂""组织的大脑"这样的表达方式。

下页图所揭示的是一般公司的组织结构。

一般的公司都是由许多部门组成的。其中，社长及高管

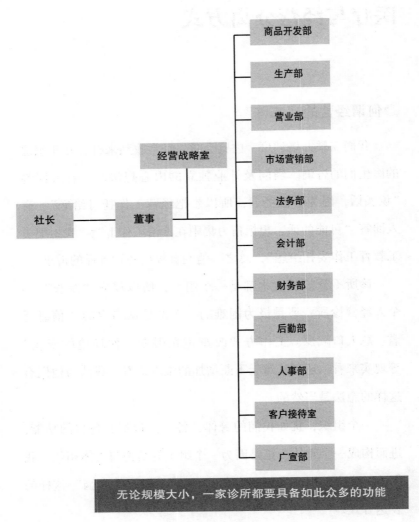

无论规模大小，一家诊所都要具备如此众多的功能

一般公司的组织结构图

（董事）负责确定公司经营的重大方针，商品开发部负责商品开发，生产部负责商品生产，营业部负责销售、展销，市场营销部负责通过网站等媒体向顾客开展宣传工作，法务部负责法律事务，人事部负责人事工作，会计部、财务部掌管公司的资金，后勤部管理工作环境……

在很多诊所中，经营者一个人承担着上述所有工作。

看了上页的组织结构图，我们可以想象在这样的诊所中，仅靠一个人既要通过诊所主页等成功招揽到患者，又要做好工作人员的招聘、录用工作会有多么困难。

我认为即使是资深经营者，想要凭一己之力完成一个组织的所有功能，那也是不可能的。

然而，从开业前准备期到正式开业之后，我们要想让员工们能够胜任各自的工作，需要掌握海量信息，投入教育的时间。我们还必须做好这样的思想准备，我们尽心培养的员工今后有可能会离职。

那么，我们怎么办才好呢？针对员工，我们可以实施从"培养"到"补充"的思维转换，想办法充实诊所作为组织的功能。

做法就是，将医生们开展治疗活动的"医疗领域"，与负责经营资源配置，实施管理、市场营销战略的"经营领域"

分离，将两个领域的工作分别委托给专家。这也是构建一个组织的最有效率的方式。我们将这种经营手法称为"医疗与经营分离"系统，或者"医疗与经营分离"方式。

引入医疗与经营分离系统，可以为诊所在经营方面带来以下的好处。

1. 实现管理、市场营销工作与治疗业务的同步推进

2. 将工作委托给专家，从一开始就可以使用专业人士的秘诀

3. 不存在因为员工离职而失去专业功能的风险

4. 一经引入医疗与经营分离系统，诊所作为组织就能实现功能齐备

5. 可以降低经营者对经营活动的不安，使其作为牙科医师能够全身心地投入治疗工作

此外，引入医疗与经营分离系统还有这样的好处。处于为招揽患者而推进市场营销战略阶段的诊所，可以立即对专业人士基于丰富网页设计经验的审美感、艺术感进行借鉴。**将专业人士的经验直接运用于经营"盛宴"中**，可以促成诊所综合实力的提升。

也就是说，通过引入医疗与经营分离系统，我们可以让医生专门负责牙科医疗工作，而对于管理、市场营销等，超出医生的专业领域，但对于经营活动不可或缺的工作，我们委托给专业人士。这样，医生既可以避免从事不擅长的管理工作，也可以避免死角的产生。诊所在治疗领域和经营领域实现了专人专管。

在这里所说的死角，是指通过引进外部人士，可以发现以往我们自己无法觉察到的问题。引进外部人士有助于提升我们判断的客观性。

如今，有越来越多的公司、银行为提高经营的合理性和透明度而聘用外部董事，雄狮牙科材料株式会社、雅虎等公司也开始聘用"副业人才"。看来，在经营中引入多元视角越来越重要。

如今我们所处的时代，已经不是盛赞全能型人才的时代。"适材适所"这个词语的含义越来越重要，"能否将自己做不到的工作委托给别人"日益成为经营两极分化的分水岭。

这恰恰与我们在 SWOT 分析中主张的"把握自己的劣势就是一种优势"的思维相通，对组织力的提升和发展的速度产生重大影响。对于引入医疗与经营分离系统，有一点各位一定不要误解。那就是引入医疗与经营分离系统并不意味着我们

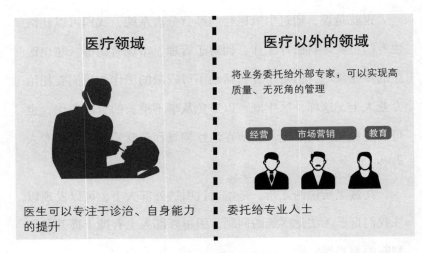

医疗与经营分离的示意图

可以对经营活动放任不管。更准确地说，放任不管是做不到的。

究其原因，那是因为"经营者想要做的事情（愿景）"是开业的出发点。我们从愿景出发构建项目的时候，就会思考"怎样做才好"进而进行角色分配。愿景是经营的源泉、原动力，不可或缺。

☐ 诊所经营者无须既承担医疗工作、又承担经营工作
☐ 明确各自的擅长领域、专业领域，实现医疗与经营分离

◎医疗与经营分离系统的构建方法

如同在介绍一般公司的组织结构时所说的那样，在经营活动中存在各种各样的分工。在此，还是根据一般公司的组织结构，对各种功能做如下介绍。

一般来说，我们掌握了这三根支柱，就没有什么问题了。

1. 管理战略部门（员工教育、技术研究、事业战略）
2. 市场营销战略部门（员工招聘、患者招揽、品牌营销计划、网站设计等）
3. 财务部门（员工福利、工资体系等员工待遇，经营方面的资金管理、汇报）

我们只要掌控这三根支柱，并加以组合，就能构筑医疗与经营分离系统。

将它们结合起来是最大的要点。特别是在开业筹备期，选址、制作主页、举办内览会、员工招聘等业务都是委托不同的专业公司来做，而且每一次都会产生佣金。由于这些专业公司分属不同行业，彼此之间缺乏一致性，所以构建一个具有品牌统一感的诊所非常困难。

请原谅我的自夸，我们拥有牙科行业唯一的专业团队，能够解决这些问题，一站式承办管理、市场营销、融资业务，能够实现医疗与经营分离。通过一站式委托，我们可以最大限度地削减支付给每家专业公司的佣金（实际上，我们可以削减通常在获取贷款成功时需要支付给税理士的超过100万日元的佣金）。

另外，因为我们可以一站式地构建项目团队，所以可以推进具有统一感的品牌营销。作为结果，我们曾经在未举办内览会之前就成功收到来自130位患者的预约，开业第一个月就实现200万日元盈利的业绩。可以说，我们在开业前就可以领略"医疗与经营分离"的威力。

关于市场销售和品牌营销，我会在第五章进行论述。但是，如果从准备阶段就开始对经营的功能加以理解和总结，我们从诊所开业时候开始，就可以实现相对其他诊所的压倒性的差异化。

开业初期，如果患者数量超过预期，为了不给员工增加过重的负担，我们必须做好对准备工作的管理。恰恰是在实现了医疗与经营分离的情况下，这样的管理才有可能做好。

☐ 引入医疗与经营分离方式，就不必一个人背负所有的工作
☐ 掌控经营的三根支柱——管理、市场营销、财务

在什么领域作战？

◎选择在没有竞争对手的舞台上作战的蓝海战略

在这里，为了帮助各位确定诊所的方针和定位，我想介绍一下从蓝海战略到"蓝天"的思考方法。

首先，蓝海战略是指"不在竞争激烈的舞台上作战，在没有竞争的舞台上开展对自己有利的作战"的战略思维。

竞争对手林立的领域被称为"红海"，在这样的领域，由于与竞争对手的过度竞争状态一直持续，所提供的商品单价不断下降，广告宣传费持续增加，人才争夺日益激烈，所有市场参与者愈来愈感到精疲力尽。

而"蓝海"是，没有明显的竞争对手，没有被人为扰动过的蓝色海洋。在这里，我们可以按照自己希望的合适价格销售商品，不需要过多的努力就能吸引有需求的顾客。在这里，我们也能获得想要的人才。

这种战略思想是近代的产物，但是做法在原始社会就已经存在。

在原始社会，有一群人以狩猎猛犸象为生。伴随参与狩猎的人越来越多，捕猎到的猛犸象已经不能满足人们对食物的需求（红海）。于是，人们不再继续狩猎猛犸象，而是开始专注于农业生产（蓝海）。此时，人们采取的就是蓝海战略。

◎提升销售额的努力不应局限于"诊治"领域

在这里，我提及蓝海战略，并不是说我们只是将治疗的重心转移到自费治疗上，与保险治疗单独展开经营就好。

极端而言，我们要想通过经营提高销售额，没有必要将自己局限在"诊治"领域（但是，这也不意味着我建议各位参与不动产、股票等金融产品的投资）。

这种思考方法，已经不是海洋的思维，而是蓝天的思维，是从二维向三维腾飞的思考方法。

如果我们采用前面所说的医疗与经营分离方式，就可以专注于医疗领域的工作，基于对众多患者的治疗经验确定自己擅长的治疗领域。此时，我们可以作为临时讲师为厂家讲课，也可以在诊所主页、SNS上发布信息，助力诊所的市场营销。此外，我们还可以自主举办培训班，获得粉丝，发布有价值的信息取得利益。在我们举办培训班时，或许也会遇到出于学习目的而希望能在诊所工作的医学专业的学生。从方法论的角度来说，除了举办线下培训班以外，投放视频的方法也有尝试的价值。

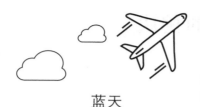

蓝天

立足于诊治领域以外的优势
和服务取得盈利并非不可能

蓝海	红海
强化品牌营销，加强对主打自费治疗的诊所特点的宣传	专注于保险治疗。努力在价格竞争中击败竞争对手

从蓝海飞向蓝天

此外，如果我们虽然技术高超但不擅长在人前讲话，出于为所在地区做贡献的考虑，我们可以代为其他诊所做手术。这样，我们既可以扩大自己的接触面、业务的范围，又可以让我们自己的人生更加充实。

□ 提升销售额的努力不应局限于"诊治"领域
□ 极端而言，跳出牙科行业展开经营也是一个选项

做好开业准备的秘诀

◎ 消极思维并不是负面的

想必各位读到这里，已经完成从"开业＝开设诊所"到"开业＝创业"的认知转变，对于经营已经形成了初步认识。

没有任何人是想要失败才开业的。在这里，我想给各位介绍一个在经营成功人士身上存在的共性。

那就是他们都采取名为"悲观战略"的思考方法。

平时，我们会举办我们称之为"牙科经营大学"的开业前经营学习会。我曾经向参加学习会的勤务医们提出过这样的问题，"针对开业，在想要取得成功和不想遭遇失败这两个选项中做选择的话，您会怎样选择?"在场的十位医生均做出想要取得成功的回答。

想要取得成功，这是很自然的想法。不过，从引导经营走向成功的角度而言，我们思考自己遭遇失败时的情形，也是非常重要的。甚至可以说，相比于对成功方法的思考，这样的思考更有意义。在想象成功的同时，思考失败不是一件太令人愉快的事情。减少在经营方面的失败，减少招致失败的情况，对于取得成功有直接的帮助。对于这一点，我们不能忽视。

关于"悲观"，我想引用一下作为京瓷、第二电电①（KDDI②的前身）创始人而闻名于世的稻盛和夫先生的话：

我们想要做一件新事情的时候，最为重要的是首先怀着梦想和希望，超级乐观地设定目标。

要相信上天赋予了我们无限的潜能，激励自己"一定能成功"，激发自己的斗志。然后，在规划阶段，怀着"不论如何都要坚持到底"的坚定决心，悲观地对自己的构想进行重新审视，针对可能发生的一切问题缜密地思考应对方案。

在执行阶段，带着"一定会成功"的自信，悲观地、堂堂正正地行动。

（引自稻盛和夫官方网站）

https://www.kyocera.co.jp/inamori/philosophy/words36.html

也就是说，我们可以本着乐观的态度制定愿景，但是在规

① 第二电电（简称 DDI）是 1984 年 6 月 1 日由京瓷、三菱商事、索尼、SECOM 等 25 家日本企业合资成立的大型电信公司，KDDI 企业法人的直接前身。
② KDDI 是一家日本大型电信公司，在 2000 年 10 月 1 日由第二电电（DDI）、KDD、日本移动通信（IDO）等三家公司合并而成，主要与冲绳移动电话共同使用"au"品牌提供手机、固网、互联网等电信服务。其营业规模在日本三大综合电信运营商中（NTT、KDDI、Softbank）排名第二。

划阶段，我们需要做"如果失败了，应该怎么办？""这个失败了，下一步怎么做？""这个又失败了，怎么办？"之类的思考，**对下一步、下下步的行动方案进行彻底研究，这一点非常重要**。为此，掌控经营的三根支柱——管理、市场营销、财务，构建能够做出综合判断的体制不可或缺。

面对开业，因为一切都是第一次，有些经营者会感到非常不安，消极地思考从经营规划的角度来说，绝对不是坏事。"这种时候，怎么办才好？""要是发生了这样的事，该怎么办？"人们会产生各种各样的担心。其实，我们头脑中出现的不安越是具体，对于未来可能发生的问题也就越是明确。

在规划阶段，坚持悲观的思维，却能够乐观看待愿景，或许可以说是在经营上实现愿景的捷径。

> □经营者需要乐观地构思，悲观地规划，乐观地执行

诊所经营的"退出战略"

◎先设定三种结局再开办诊所

作为第二章的总结部分，我想在这里围绕诊所经营的结局问题论述一下。

我们在开业的时候，就想象诊所的结局确实是一件困难的事。不过，如果我们在内心事先描绘了一个美好的结局，经营计划的方向也会有所不同。希望各位能够理解这一点，

当被问及诊所经营"结局"的时候，许多人想到的是"关门停业"。其实，诊所经营的结局绝不只是"关门停业"一种，而是存在以下各种可能：

出售……将诊所和员工转让给第三方，做变现处理

出借……将诊所和员工借给第三方，定期获得收入

继承……由自己的子女、第三方继承

※关于第三方，如果诊所是医疗法人，并不要求继任理事长一定是牙科医师。

怎么样，各位有什么感想？

或许随着时代的变化，共享诊所经营的方式也会越来越多。不过，我不推荐各位采取与他人共同出资合作经营诊所。因为在合作经营的诊所，在合作者关系恶化时，容易产生纠纷。

如果我们最终准备出售诊所，决算报表的资产栏里混有个人使用的汽车、家具、家电，就会给收购方留下不良的印象。

如果我们计划把诊所借给第三方，从中获得租金，就有必要构建一个"对借入方有吸引力的诊所"。

如果我们准备让他人继承，那么继承人可能是自己的儿子、女儿，也可能是第三方。在继承的过程中会产生税务问题，非常考验税理士的水平。有关继承和并购（M&A）事宜，各位可以单独向我咨询。

无论诊所的结局是"出售""出借"还是"继承"，我们一旦确定了诊所经营的结局，就会对资源配置方式进行调整使之适合这样的结局。

> □诊所经营的结局一经确定，经营资源的配置方式也会发生变化

◎ 加深对经营的理解，描绘自由的未来

我们如果在引入"医疗与经营分离系统"的前提下把握经营的三根支柱，在开业前对诊所经营的结局加以想象，愿景就会变得更加清晰。

某位医生开业前经营知识为"0"，开业第一月就实现了盈利。他在开业前描绘了"10 年以后出售自己的诊所，去冲绳的离岛上快乐生活"的结局。我们约定，诊所开业之后，他全身心投入诊治工作，我们团队负责诊所的经营。经过大家的共同努力，诊所正式开业了。

通过出借和出售诊所的方式，我们将来引退以后，利用非劳动所得也能获利。在开业之前，对于这样的结局可以进行非常灵活的设计。

在"前言"中，我曾说过，牙科医生在大学里没有学习经营知识的机会，同样，他们在大学里也没有学习"诊所经营基础知识"的机会。虽说他们可以在自己供职的医院里学习经营，但是根据医院的不同，他们能够获得的知识会有偏重，如果向父母咨询，因为与父母所处时代不同，也很难得到满意的回答。

因此，我向各位推荐，请各位来"牙科经营大学（经营

学习会)"听课，接受"医疗与经营分离方式"吧。因为我们能够在推进医疗与经营业务的合理分工的同时，构建不断清除前进道路上的障碍的良性循环。在开展经营的过程中，我们不断掌握新知识。诊所经营的销售基础形成之时，我们可能会发现自己想做的新的重大项目。

彼时，我们的经营知识已得到强化，诊所的销售基础也已经牢固，我们已经具备了基于自由思维的勇敢、智慧的执行能力。

接下来，我们一起在第三章中针对项目计划，在第四章中针对开业前的行动日程进行学习。

□以引入医疗与经营分离方式为前提，学习经营知识

□我们可以通过对经营知识的学习，驾驭自由的思维，实现我们的梦想！

Entrepreneur Spirit

第3章
向实践出发，制定项目计划

何谓项目计划

◎将愿景作为"经营计划"落实到具体数字

我们马上就要进入"实践篇"了。在第三章和第四章中，我们着手创业所需的对外准备工作。在这两章我所论述的是管理框架中的项目计划（事业计划）阶段的内容，第三章中的项目计划相当于五大经营资源中的"资金"。这部分内容对于维持理想的经营具有非常重要的意义，请务必在开业之前牢固掌握。

◎项目计划到底是什么

为了理解项目计划，我会针对事业计划书进行重复说明。事业计划书顾名思义"事业的计划书"，开业所需的建筑内部装修费、医疗器械购置费、广告宣传费、营运资金、开业后三至五年的收支计划都会写入其中。

在项目计划中，我们以开业目的（愿景）为出发点，先要写清 5W2H，然后落实事业计划（5W2H 是指何时 When、谁 Who、何地 Where、什么 What、为什么 Why、怎样做 How、多少钱 How much 7 个事项）。

项目计划与一般的事业计划书的不同在于，项目计划是通过将愿景落实在计划中而制定出来的。比如，包含下面这样的，任何人都能看懂的详细的行动计划。

"员工们从工作中感受到人生的价值，诊所内富于朝气，我们渴望在这样的理想环境中从事诊治工作。每一位员工都能独当一面，患者能够欣然接受我们所提供的最好的治疗。如果将那时的销售目标定为 1 亿日元，员工的配置方案，所需牙科综合治疗机的台数，需要招揽患者的人数，招揽患者的策略，预算……"

也就是说，项目计划的目的在于"为实现事业目标而在未来形象与数字方面进行规划"，与以取得贷款为目的的事业计划书相比，在思维上是有差别的。想必各位能够理解这一点。

诊所开业之后，我们会逐渐感受到这种准备阶段的"不同"所带来的好处，这种不同有时还会促成针对其他诊所的差异化。其他诊所会惊奇地问我们："你们做了什么特别的事吗?"这正是认真制定、执行项目计划的结果。

对于经营之旅而言，项目计划就是航路，我们自己的未来地图。在飞机起飞之前，我们不可能不确定目的地，如同我们散步时无论如何不会在无意之中走到富士山山顶那样，我们只有设定了目标，才有可能实现目标。

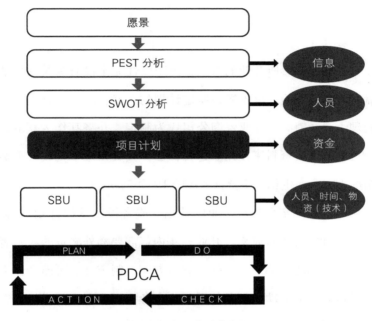

管理框架与五大经营资源

如果我们将项目计划与事业计划书混淆，就有可能在没有目标的状态下推进开业项目，造访银行就成为开设诊所的起点。也就是说，在事业目的不明的情况下，我们贸然开业，开始了经营活动。这种出发是非常恐怖的。鉴于这一点，我希望本书的各位读者务必要在制定项目计划的基础上开办诊所。

◎项目计划制定秘诀

秘诀1

即将面临诊所开业的人士，由于以往完全没有为某项事业制定计划的经验，也不懂得制定计划的意义，所以经常会委托税理士、经销商、开业咨询公司代为制定，并将其作为获取银行贷款的提交资料来使用。这种做法，我实在是不赞成（多数情况下，会产生相当于贷款金额的1%至2%的佣金）。

经营者不亲自制定事业的计划，或者没有掌握计划内容，会引发日后的经营风险。开业一年内就需要额外融资的经营者有很多，问题大都是出在计划制定方面。制定计划可能会让人觉得是重体力劳动，但是如果各位参考一下我在之前讲过的管理框架顶部三层的内容，就知道其实项目计划的核心内容已经明确。剩下的工作只是填写医疗器械购置费、人工费、广告宣传费等预算和运营计划，关于这一点，我将在本章后续部分进行说明。

秘诀2

我们通常在成功欲望强烈的时期开办诊所，基于这种心情，只做成功的预期。我建议各位对于诊所经营低迷状态也做出设想。我们将接近成功的设想称为"成功道路"，相反的称为"失败道路"，在经营中，描绘失败道路尤为重要。

这是因为，如果我们只考虑成功道路，对失败的情形不加以考虑，就不会事先准备"以走出失败为目的的计划和预算"，这是事业计划中具有决定性的缺陷。

也就是说，如果诊所经营未能按照"成功道路"顺利发展，秘诀 1 中所提及的在早期阶段需要额外融资的情况就可能出现，作为现实问题，这往往与销售尚未步入正轨的时期重叠，造成过大的还债压力。

为了防止这种额外融资的发生，我们可以事先为应对可能发生的失败准备好恢复计划和预算。即使失败的情况未出现，我们将这部分预算留在手上，对于维持诊所经营也会产生积极影响。

接下来，我给各位讲述项目计划的构成。

□通过制定项目计划来完成对事业的规划

□取得贷款时，不支付不必要的手续费

□制定计划的秘诀在于对"成功道路、失败道路"均做设想

Entrepreneur Spirit

◎项目计划的构成

项目计划是由以下的各个部分构成的：

①计划的概要

· 事业内容

· 经营理念（主要写想法）

· 事业战略（目标）

· 事业概要（代表姓名、接诊时间、人员构成等）

②资金计划（有关预算的计划）

③未来五年销售计划（包括 KPI）

④配合销售计划的人员计划

⑤收支计划

※也需要制定贷款的返还计划

以上为构成项目计划的五个项目。与接受我们咨询的税理士、咨询公司代为制作的事业计划书相比，格式上不一样。如果各位能够明确这些项目的内容，在诊所开业后，这个项目计划作为一个有益的计划一直都会发挥作用。

如果我们将行动计划落实到日程上（请参照第四章内

容），不仅可以与别人共同把握进展情况，还能够发现被自己疏忽的问题。这样我们就可以防止执行过程中盲点的产生，以高精度的状态迎接开业日的到来。

从本质来说，对各位而言，制定"生活计划"也具有重要意义，所谓"生活计划"就是各位在经营诊所的同时度过怎样的人生的计划。经营活动会持续 20 年、30 年。我建议各位也制定一个包括对未来生活费等的预测内容的"生活计划"（在本书中，我只针对项目计划进行说明）。

接下来，我们根据项目计划的构成，对各个项目的具体书写方法逐一进行说明。

①计划的概要

◎在书写计划概要之前

计划的概要位于项目计划开头的位置，我们从对外人说明"我会这样完成我的事业"的角度，制定项目计划。所以，为了能让第三者在阅读我们的项目计划之后就能了解我们要做的事业的内容，我们采用5W2H的模式，进行通俗易懂的说明。这个制作工作，也是我们开始训练自己的契机。

①计划的概要主要由：

"做什么"What：事业内容

"开业的原因是什么"Why：想法

"是谁，面向什么人群"Who：诊所开办者、作为目标的患者人群

"怎样做"How：诊治内容及招揽目标患者的方法

"何时"When：开业日期

"何地"Where：开业地点

5W1H构成。关于剩下的1H"使用金额（资金）"How much的内容，按照制定项目计划的流程，我们将在②资金计划以后的部分进行讲述。

正如各位所看到的那样，5W2H 的大部分内容都包含在①之中，与将在②以后的部分所讲述的资金相比，有性质上的不同。

计划的概要由事业内容、经营理念、事业战略、事业概要构成。下面我会逐一说明。

◎事业内容

在事业内容中，我们需要写明"所从事的是什么事业"。

各位既可以做这样的简单描述，即"从事作为医疗机构的牙科诊所的经营"，也可以写入一些个人的想法，比如"想要回馈生我养我的家乡，为家乡建设做贡献……"

写不写这些想法对于能否取得银行贷款不会产生影响，但是如果将其写入项目计划，在将来重温自己计划时可以再一次体会当时自己开业前的思想、决心、以及想要传递的信息。所以，我建议各位还是写下来。

◎经营理念

在经营理念中，我们需要写明"开展事业时的想法"。

如果比作人生，这相当于人的"活法"。在这里，我们需要将针对诊所的创办、经营的最为重要的想法都明确地书写出来。

我们将自己的想法用文字表达出来，不使用美丽的辞藻而是使用自己的语言树立诊所的经营理念。这样，我们就可以立足于经营理念，做出日常的经营判断和明确我们期待的理想的员工形象。在诊所，员工们对于各种事项的理解和判断也会变得顺畅。

所以说，"从父母那里继承诊所""快 35 岁了，需要考虑独立经营诊所了"之类的具有时间性的开业理由，不能成为经营理念（关于这一点，想必已经读到本书第二章的各位，在某种程度上能够理解）。

我们也可以制定抽象的经营理念。关于"正畸""种植"等详细的事业内容，我会在后面的"事业战略"中进行说明。

【例】

·经营理念"绝对'真美'宣言"

同心共建温馨的诊所，为各位患者，为本院相关人士提供"真实美感"。我们心目中的"真实美感"是指……

◎ **事业战略**

在事业战略中，我们需要写明"如何展开经营"。

我们从阐述经营理念阶段进入方针的具体列举阶段。

事业战略的基本构成为 a. 基本方针；b. 基本战略；

c.　市场营销方针 3 点。

a.　基本方针
将经营理念以具体方针的形式进行细化描述。

【例】
·为了追求"真实美感"，由专业人员负责"种植治疗""根管治疗""正畸治疗"。五大经营资源配置也全部委托专业人士负责。我们的诊所实施"医疗与经营分离式"经营，旨在成为不断发展的专业团体。

b.　基本战略
通过对方针的进一步挖掘制定战略。

制定基本战略的时候，从市场营销的角度需要提及未来的目标患者。"目标患者是谁，怎样招揽患者"是重点。

【例】
·我们不主打保险治疗，主要面向不以恢复功能为目的，当下活跃于各行各业的顾客人群，提供根管、种植、正畸、美白等自由诊治，以满足其审美追求，增进其身体健康。

Entrepreneur Spirit

c. 市场营销方针

接下来，在基本战略的基础上，写明与事业内容相关的战略。

在这里，我们一旦锁定重点，在选择设计风格时，除"自己喜欢的风格"之外，也会加入"目标患者喜欢的风格"，另外通过网站等开展的市场营销也会进行得非常顺利。如果我们落实到这一步，"事业战略"就开始发挥作用了。

在阐述市场营销战略的时候，除了目标患者外，我们需要尽量针对诊治方针进行具体描述。比如，诊所如果确定了主打自费治疗的方针，那么可以为各个 SBU 分别设定具体数字，使达成标准一目了然。例如，我们可以这样描述。"作为每月的销售目标，保险治疗业绩每月控制在 30 万点，根管、正畸、种植等种植治疗为 500 万日元、口腔卫生师的美白、洗牙为 200 万日元……"

【例】

·正畸治疗结束后，抓住可以无须频繁使用牙齿矫正器的时机，向女性患者宣传美白效果，建议其接受牙齿美白治疗。

·鉴于对美有追求的女性顾客审美品位较高，诊所内部装修用品、诊所内售卖的商品均采用高档品。

·为了使患者能够安心接受种植治疗，强化对诊所内杀菌、预防感染措施的宣传。

※如果在其中加入数字目标，那会更加完美。

项目计划大致完成后，重新回到市场营销战略的部分，对原来书写的内容加以修改，效果会更好。

另外，在事业战略的部分中，我们可以添加"针对员工的教育方针"的内容，为员工树立一个成长标准。

我们一旦确定了教育方针，招聘面试就变得非常轻松。因为我们需要招聘什么样的人员已经明确，于是可以减少诊所与应聘人员之间的不匹配。有关详细情况，我会在第六章讲述。其实，从招聘的阶段开始，员工教育就已经启动。这一点不容忽视。

在优秀的人才中，许多人具有很强的目标意识。如果诊所的教育方针比较模糊，容易导致他们开始工作不久就离职。作为诊所，确定了自己所需人员的方针之后，在面试时就可以判断应聘人员是否符合诊所的要求。对于在录用之后如何通过教育培养员工的问题，双方都会有明确的认识。

事业战略对于诊所风格的确立具有重大影响。

◎事业概要

在计划的概要的最后部分，我们需要对新诊所进行简单介绍。需要写明的项目如下：

- ·诊所名称
- ·开业预定地址
- ·开办者
- ·诊治项目
- ·接诊时间
- ·休息日
- ·营业天数/月
- ·日均患者人数（开业后第三年、第五年的目标）
- ·人员构成

□理念是经营者的"念头=想法"

□如果在制定市场营销方针的同时，还制定教育方针，那就更加完美

---

②资金计划

◎五大经营资源从"资金"开始

　　不论是租借、购买土地开业，还是租借铺面开业，在不动产、内部装修与外部装修、医疗器械、广告宣传（主页、招聘费等市场营销方面）、耗材等方面都会产生费用。我们会在资金计划中，明确这些费用，确定银行贷款的金额以及还贷计划。

　　资金计划的主要内容如下：

· 土地房屋（礼金、押金、保证金等）

· 内部装修与外部装修（包括招牌标志等）

· 医疗器械（牙科综合治疗机、牙科 X 光机、技工室等）

· 广告宣传费（主页、内览会等市场营销战略的执行）

· 借款条件和返还计划（包括租赁）

· 折旧

· 营运资金（注意不是生活费）

　　根据医疗器械的购置内容不同，金额也会发生变化。所以，原封不动地执行资金计划的情况是没有的。

因此，我建议各位在内容中加入名为"其他"的项目，用以确保诊所的个人电脑、安保系统、芳香剂、家具、家电等方面的预算。

如果未事先列出这些费用就去银行贷款，日后，在多数情况下，经营者只能做自己垫付或者削减营运资金的选择。所以，我想说，事先把预算金额做得大一些是一个要点。

一般而言，"其他"的金额大多超过 300 万日元，相当于大约一个半月的固定费用（开业后，即使不营业也需支出的费用）。如果我们事先未列出这些费用，就会招致如此规模的资金在开业前消失得令人恐惧的事态。所以，请务必注意这方面的考虑。

③未来五年销售计划

◎通往目的地的"航路"

在②资金计划之后，我们进入书写③销售计划与④人员计划阶段。如果各位正在制定销售计划，或许会意识到根据我们想要实现的销售额的规模不同，所需的土地的面积以及牙科综合治疗机台数也会不同。因此，从①到⑤，我们需要一边调整，一边书写。这已成为基本流程。

制定未来五年销售计划时，我们通常是将开业后第四年的年销售额设定为 100%（预测经营已经走上正轨），在考虑保险治疗和自费治疗的销售额比例之后，计算开业后五年的总销售额（把开业后第二年的销售额设定为 100%，也完全没有问题。

那么，我们先把自己期待的销售金额写出来吧。

年销售目标（第 4 年）：1 亿日元

月销售目标：保险治疗 400 万　自费治疗 450 万

月营业天数：24 天

患者单价：保险治疗 6000 日元　自费治疗 20000 日元

保险治疗的招揽患者业绩为 333 份诊疗报酬明细书……根

据牙科综合治疗机台数与周转率（每位患者每月来院的次数），我们考虑是否设定这样的目标。

于是，在开业前，我们就会确认牙科综合治疗机的处理能力是否能够支撑我们期待的销售额，根据情况可能会产生"可能需要更宽阔的场地"的想法。此时，我们可以重新考虑一下，自己正在考虑的土地、铺面是否符合事业与经营的需要。从这一点来看，想必各位已经领略开业前制定项目计划的好处了。

销售计划还有另一个用途。我们可以针对招揽患者目标人数，做通过不同渠道（广告媒体等）的目标分解。这要根据⑤收支计划付诸实施。

将新患者招揽目标按渠道分解为，利用主页多少位，利用传单多少位，转介绍多少位，我们就可以研究在哪个方面投入资金，新患者有可能会增加，是否有必要对渠道进行调整，进而也就可以着手下一步的改善措施。

④人员计划

◎人员计划

在这里，我们思考以什么样的人员配置实现销售目标的问题。人员计划涉及接受补贴的问题。所以，我们通常是在对开业时期适用的国家和自治体①等的援助政策进行研究之后，制定人员计划。

刚开始，我们以"口腔卫生师最开始有 2 名就可以吧"的感觉进行思考没有问题。伴随项目计划精度的提高，我们或许会意识到"2 名是不够的"，发现了问题，对计划进行修改就好。

此时，规划应该在什么时候增加人手也变得重要起来。于是，我们将对新增人员的期待和届时的组织状态结合起来进行思考，学会一步一步进行经营。

□人员计划有可能成为补贴的对象

□制定销售计划时，设定各个项目的 KPI

---

① 日本地方政府采取地方自治形式，统称为地方自治体，由"都道府县"和"市町村"两个层级构成。日本目前有都道府县共 47 个、市町村共2374 个。

⑤收支计划

◎收支计划

在③销售计划中制定的销售目标，配合费用进行模拟，即产生了"收支计划"。

在贷款的时候，在项目计划中压轴的收支计划尤其受到重视，在日后按照计划进行经营的过程中，也具有重要的作用。

另外，收支计划也可以说是判断将多少资金留在手中的计划。因此，在制定计划之前，我给各位简单介绍一下"销售、利润、费用"原则。

· 销售额−费用=利润

· 费用分为固定费用和可变费用两种

如上所述，内容非常简单。要想"增加"利润，我们可以采取增加销售额的方法，也可以采取减少费用的方法（在这里，我首先希望各位了解利润结构，不讨论利润是税前利润还是税后利润的问题）。

"增加销售额的方法"和"费用的使用方法"是经营中与"资金"相关的知识。特别是在收支计划中，"费用的使用方法"意义重大，所以接下来，我对"固定费用和可变费用"

进行一下说明。

顾名思义，固定费用是指与销售额无关的，已被"固定"的费用，可变费用是指随销售额变化而"变动"的费用。对于固定费用和可变费用中分别包括哪些费用，想必已经了解的读者较少，所以，我接下来为各位做进一步的解释。

●构成可变费用的费用科目

材料费、技工费、销售商品的进货费用等

●构成固定费用的费用科目

人工费、福利费、奖励准备金、员工交通费、地租房租、租税、水电取暖费、差旅费、通信费、广告宣传费、交际费、折旧费、顾问费、保险费、修理费、耗材费、书报费、培训费、车辆费、租赁费、卫生费、杂费等

诊所经营中的费用主要由这些科目构成。

在这里，请各位回想一下，诊所经营是生意，而生意是通过将金钱转换成其他事物来实现增值的活动。

也就是说，"如何将有限的资源（在第三章中指的是资金）转换成其他事物，扩大销售额"是经营的关键所在。为此，我们需要增加关于费用的使用方法，即"有关资金的知识"。

作为一个知识，我们需要了解在牙科诊所经营中费用的黄金比率。接下来我要介绍的这个比率，根据经营方式不同也会不同，并不是一个无论如何都要达成的指标。请各位把它当作类似体检时用来判断是否健康的参照标准就可以。

我们在经营中的烦恼主要来自"资金"和"人员（人际关系）"问题。在"资金"方面感到不安的原因往往是，我们不了解有关资金的知识，或是我们当初没有参与项目计划、事业计划的制定工作。在诊所开业之前，掌握有关资金的知识，有助于降低对持续经营的不安，在日常的治疗、经营活动中更容易得心应手。所以，我希望各位能够认真学习。

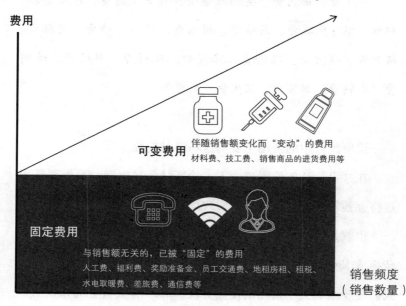

费用

可变费用
伴随销售额变化而"变动"的费用
材料费、技工费、销售商品的进货费用等

固定费用
与销售额无关的，已被"固定"的费用
人工费、福利费、奖励准备金、员工交通费、地租房租、租税、水电取暖费、差旅费、通信费等

销售频度
（销售数量）

可变费用与固定费用

◎ 费用科目与具体的预算配置

接下来，我从固定费用和可变费用的科目中，挑选出对牙科诊所经营而言重要的科目，对各科目预算配置的大致标准做出说明。首先，我想先介绍一下费用占销售额比率的使用技巧。技巧包括以下两点：

a. 根据比率、预算，算出理想的销售额

b. 从目标销售额出发，根据比率制定预算

我结合各费用科目，对这个技巧加以说明。

接下来，我对费用科目及其比率（占销售额的比率）逐一进行介绍。

● 人工费：25% 至 35%　固定费用

雇用员工时产生的费用。人工费占销售额的比率的浮动范围可在 10 个百分点左右。在规模扩张期，需要增加员工，我们一般设定在 35%。伴随员工成长，销售额上升，比率会下降，此时，比率稳定在 25% 左右，就比较理想。

在这里，我们运用比率使用技巧 a，根据人工费算出理想的销售额。

假设月工资 20 万日元的员工有 5 名，人工费总额为 100

万日元。我们设定的人工费占销售额的比率为 25%，100 万日元的 4 倍，即 400 万日元就是理想的月销售额。

进一步说，月工资 25 万日元的员工 4 名，50 万日元的员工 2 名，人工费总额同为 100 万日元，一样可以说，人工费被控制在预算内。

接着，我们运用技巧 b，根据销售额算出人工费预算。

如果年销售额是 1 亿日元，理想的人工费比率是 30%，人工费预算总额为 3000 万日元。分摊到每个月，平均每月的人工费预算额为 250 万日元。我们可以做雇用 12 名月工资 20 万日元的员工，雇用 10 名月工资 25 万日元的员工之类的选择，在预算内掌控"资金"。

近年来，雇用员工变得越来越难。鉴于这样的形势，经营方有意识地将人工费比率设置在较高水平的 35%，在这种情况下，即使有一两名员工离职，也不会对诊所经营产生重大影响。我认为，在这方面的深谋远虑是十分有益的。

●教育、医疗与经营分离费：4% 至 7%　固定费用

教育、医疗与经营分离费是培养员工，孕育经营所需的费用。其中不仅包括引入医疗与经营分离系统、参加学术性培训班所需费用，还包括员工培养教育费用、培训后辈员工学习管

理知识时所需的学习费用。我们常常会认为这是为提升院长自己以及员工的能力所需的预算，其实，从本质而言，这是"孕育经营所需的预算"。我们能够认识到这一点，非常重要。

极少有诊所能够有计划地做好教育、医疗与经营分离费的预算工作。因此，我们如果能够配合接下来说明的制定广告宣传费预算的内容实施策略，有可能在诊所经营上实现非常鲜明的差异化。另外，在实现法人化之后，我们可以享受将员工教育费用作为"职员教育费"从企业所得税中扣除的制度。届时，我们可以加大在员工教育方面的资金投入。

医疗与经营分离费是，实现在第二章中论述的医疗与经营分离所需的费用。这包括引进专业人士参与经营时所需预算，定期参加跨行业经营者出席的培训班、课程所需预算等。如果我们能够保证这部分预算，经营上的自由度和发展的空间就会有极大的不同。

对于教育、医疗与经营分离费的预算持有"销售额上去了再考虑"的观点的人，容易陷入马后炮的局面。因为那样的话，我们有可能遭遇由于预算不足而无法行动的情况。所以，我建议各位一定要在最初阶段就确保这方面的预算。

●广告宣传费：4%至7%　固定费用

广告宣传费不仅包括诊所主页的维护费、传单制作费，还包括招聘费等市场营销费用、诊所品牌营销费用。或许有些读者会质疑诊所做品牌营销的必要性，我想说的不是要像高须诊所、湘南美容外科那样铺天盖地地做广告宣传，"开一个像咖啡厅那样的诊所""我们的诊所是面向普通家庭的，那就命名为家庭牙科吧"等想法也都属于品牌营销思维的范畴。如何在人们心目中留下良好的形象，是品牌营销的关键所在。这一点，请各位务必牢记。关于市场营销战略，我会在第五章中详细说明。

作为品牌营销费，我们每年按照预算总额的 4% 至 7% 的比例制定广告宣传费预算，可以实现持续的差异化。如果年销售额是 1 亿日元，4% 至 7% 就是大约 400 万日元至 700 万日元。

如同从第一章就开始强调的那样，我们处在这样一个时代，那就是为了维持顾客黏性，我们必须主动实施进攻型的市场营销战略。从防守的角度来看，为防止知名连锁医疗机构在我们诊所附近设置分院时导致患者的流失，作为品牌营销经营的预算，我们必须保证广告宣传费的预算。

另外，基于广告宣传的品牌营销战略的实施，除了招揽患者外，还能发挥招聘广告的作用。通过广告宣传，我们可以向世人展示我们诊所的理念、方针。这对于招募到与我们能够产生共鸣的优秀人才具有强烈的促进作用。

●地租房租：5% 至 10%　固定费用

如果租借铺面，就会产生房租，如果是自建诊所，就会产生购买或租借土地和建筑诊所的相关费用。

如果我们事先了解这个比率，诊所的选址能力就会提升。

假设铺面的房租是 100 万日元。

对于尚未开业的医生而言，想必无法判断这个金额是不是特别高。但是，如果代入占销售额的比率（技巧 a）算出销售额，我们就可以从"这个地方可能月销售额能有 1000 万至 2000 万日元"等的角度，选择和确定地点。

因为这样，我们就知道一个铺面是否符合自己诊所经营的条件了。

挑选土地、铺面的时候，我们有时虽然感到负担会比较重，但还是会出于喜欢的理由做出选择。我认为，如果是在对相关费用占销售额比率进行充分思考之后做出的决定，这有利于激发经营者的热情。

如果我们的诊所属于继承性质，我建议各位不要有"既没有发生购买土地的费用，也不用交房租，剩下来的利润肯定很多"的想法，而是将省下来的资金用于广告宣传和设备投资等方面。

假设地租房租是每月 150 万日元，我们需要考虑这样的土地房屋能否发挥其他费用的作用。如果诊所位于对于周边居民而言比较醒目的车站附近、国道的交叉路口附近，我们可以压缩一部分针对周边居民的广告宣传费。由于未来员工上下班交通会比较便捷，有利于员工招聘，我们可以节约一部分招聘费用。我们如果能够有效利用这种优势，那就不会有什么问题。

要点在于各位一定要有自己正在运用资源的意识。

另外，如果各位是租借铺面开业，我想提醒各位需要注意一个问题。在预算表中，除了礼金①、押金②，还有一个名为"保证金③"的科目。

不少人认为，这个保证金和押金一样，将来是会退回来的。真实的情况是，保证金基本上是有去无回的。比如，合同

---

① 礼金是租客基于日本特有的文化支付给房东的谢礼，金额为一个月的房租，在退房时是不予返还的。

② 押金是支付给房东的一种担保费，通常为一至两个月的房租。租客不按时交房租时，房东可用来抵扣房租。因为租客的不注意、故意等原因造成房屋损坏时，房东可将押金中的一部分作为修理费使用。如没有上述情况发生，房东通常会在租客退房时将押金全额返还租客。

③ 在日本关东地区，租客租用房屋时，通常会向房东支付礼金、押金。而在关西地区，租客通常要支付保证金，通常为三至六个月的房租，其性质与押金相同，但是，双方会在租房合同中约定一个不予返还的比率或者金额（这部分钱款的性质类似礼金），并约定日后的房屋恢复原状费用从保证金的剩余部分中扣除。商用房在退房时，通常会产生高额的恢复原状费用，从结果而言，保证金基本上不会有返还。

规定保证金为 30% 的时候，我们会支付相当于一年租金 30%
的保证金。然而，这部分钱最终是不会再回来了。

我就曾经遇到过这样的情况。当时，房地产方面负责铺面
出租的人员，明知对方根本不了解这种科目的含义也不做任何
说明，就要求对方签约（当时，我先行阻止签约，要求房地
产方面人员做出了解释）。这一点，敬请各位引起注意。

●折旧费：4% 至 10%　固定费用

针对医疗设备、内部装修，我们按照耐用年限提取折
旧费。

按照规定，牙科综合治疗机、自由臂的耐用年限是 7 年，
牙科 X 光机是 6 年。这与普通汽车的资产价值只有 6 年的道理
相同。

在这里，我以牙科综合治疗机为例，讲解一下如何进行
折旧。

假设我们花费 700 万日元购置了两台牙科综合治疗机。因
为牙科综合治疗机的耐用年限是 7 年，我们将购置金额与耐用
年限做除法，得到的是 100 万日元，我们可以分 7 年提取
费用。

在购置当年一次性提取折旧费也可以。但是，如果我们分

为几年提取，可以取得一定的节税效果。

作为开业时折旧的特别知识，我希望各位牢记"**要把每月的还贷额设定在与折旧费持平，或低于折旧费的水平**"。

以 700 万日元购置 2 台牙科综合治疗机
可以不在开业第一年一次性提取折旧费，而是按照耐用年限平均分为 7 年进行提取

（根据定额法，耐用年限为 7 年）

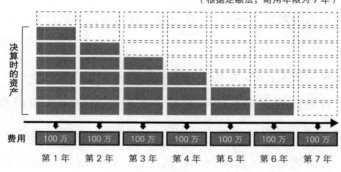

有关提取折旧费的示意图

这种做法，对于身处开业前无法判断还款金额是否会压迫未来经营的我们，是非常有效的知识。

开办牙科医院时，如果医疗器械购置金额是 3500 万日元的话，从第一年开始到第六年的每月折旧费大多被定为 60 万日元（包括内部装修的折旧费）。如果我们制定借款计划时每月还贷额不超过这个数字，就不会压迫诊所的正常运营（具体理由与本书主题关系不大，做省略处理）。

●材料、外包技工费：15％至20％　　可变费用

材料、外包技工费包括治疗中使用的药剂和材料的费用以及外包技工费。

一般来说，在主打保险治疗的牙科诊所，材料费、外包技工费大约占销售额的 15％至 20％。相比于保险治疗，自费治疗时的材料费大多会比较高，所以，伴随自费比率的提高，材料、外包技工费所占比率也成比例提高。

材料、外包技工费的预算，对于我们研究诊所是否需要雇用口腔技工时也能起到参考作用。在年销售额为 1 亿日元的牙科诊所，材料、外包技工费通常按 1500 万至 2000 万日元计算。假定除去材料费的外包技工费是 600 万至 800 万日元。如果用这个金额雇用口腔技工，意味着在不影响诊所正常运营的情况下可以享受诊所自有口腔技工所带来的好处。这样的话，作为诊所销售的 SBU，除了保险治疗和自费治疗外，我们还可以构建从其他医院接受"技工委托"的 SBU，从而拓宽业务范围。

另外，材料、外包技工费的比例低于 15％的时候并不意味着我们在节省方面做得比较成功。如果这个比率低于 15％，我建议重新评估耗材的更换频率，或者将所使用材料等预算列出来。

●院长（董事）报酬：10%至20%　固定费用

院长的报酬是什么？如果是个体诊所，那就是利润，如果是医疗法人，那就是董事的报酬。

一般而言，院长（董事）报酬占销售额的比例为10%至20%。或许有些人会有"这比想象的要少""别的医生的报酬更高"的想法。对于这样的认识，我们需要引起注意。

如果将利润全额作为院长报酬支付给院长，诊所当然就不会有储蓄，也没有购置设备、修理、市场营销方面的费用，无法实施孕育经营所需的重要战略。在这种情况下，维持诊所现状就会变得困难，竞争力也会逐渐丧失。

接下来，我们想要实施什么措施时，因为诊所没有储蓄，只能去贷款，于是还贷的压力就会不断叠加起来。

当然，自己既是负责人又是经营者的时候，可以将报酬的比率设定在30%、40%。不过，请各位回想一下，所谓生意就是"将金钱转换成其他事物来实现增值"的原则。自己的生活费所占比重的扩大，不仅会导致其他重要费用科目的预算无法得到保证，也会导致诊所无法获得资金储备（内部留存资金）。

无论是在诊所开业初期，还是在诊所经营走上正轨之后，我强烈建议各位至少要保证相当于五个月固定费用的资金作为内部留存资金（营运资金）。对于在我的协助下开业的诊所，我要求他们从开业初期开始绝对要遵守这个原则。

主打保险治疗的诊所在开业初期，从提交诊疗报酬明细书到收到报销钱款之前，是没有收入的①。这就等同于**相当于两个月固定费用的资金消失，手中只剩相当于三个月固定费用的资金。**

所以，我强烈建议各位，从维持经营的角度出发，在确保内部留存资金之后，再考虑增加自己的报酬，在"诊所的储蓄"与自己的报酬之间取得平衡的基础上，设定自己的报酬金额。

● 开业费

在收支计划的最后，想作为番外篇说明的是开业费。

开设诊所时，大部分人都是从个体经营开始的。

在这种情况下，"开业费"，即在开业准备中产生的费用，可以在开业后作为费用来计算。

———————

① 在日本，医疗机构为患者提供保险治疗服务之后，每月会将诊疗报酬明细书等申请报销资料送交医疗保险机构，医疗保险机构委托医疗费用支付基金会和国民健康保险团体联合会（第三方）进行审查。医疗机构的提交资料经审查被确认无误后，医疗保险机构通知设在全国各地的医疗费用支付基金会和国民健康保险团体联合会办事机构向医疗机构支付医疗费用。

例如，参加培训班的费用、相应的交通费、在诊所使用的个人电脑等的"开业相关费用"就包括在其中。

建议各位不要扔掉收据，和写有使用目的的便条一起归档。因为登记开业费的期限并没有特别规定，所以即使开业几年以后，也可以根据盈利状况，作为节税措施加以使用。

是否掌握这个知识，决定将来我们能否在手中留下几十万日元。敬请各位牢记。

◎关于项目计划的总结

在第三章的实践篇中，我们掌握了有关五大资源之一的"资金"的知识。

目前，我们已经推进到管理框架的项目计划阶段。在接下来的第四章中，我们进入以促成项目计划实施为目的的准备阶段，在这个阶段，我们需要弄清面临开业我们应该采取的行动。

我在接受咨询时，医生们经常向我提出这样的问题。

"想要开办诊所的话，我需要提前多长时间开始做准备工作？"

准备工作当然是越早越好。说一句极端的话，从知识的角度来说，最好从学生时代就开始学习经营。从现实的角度来说，我认为无论是租借铺面开办诊所，还是购买、租借土地自建诊所，可能的话，提前一年半至两年开始准备工作比较理想。

我们经常会在医疗器械厂家、咨询公司的网站上看到"租借铺面开办诊所需要提前八个月做准备，购买、租借土地自建诊所需要提前一年……"的说法。如果只是以"开设诊所"为最终目的，这样的准备时间也没有什么不可以的。

然而，我们追求的目标是实现"经营的成功"。

所以，相比于"开办诊所的时间"，我们思考"未来经营的方式"更有意义。如果我们以此为出发点，以思考"开办什么样的诊所能够赢得开门红"为中间点考虑开办诊所的事宜，必定能够有效利用开业准备期的时间。

□ 没有项目计划，就无法到达理想的彼岸

□ 各个费用科目各有其作用，需要分别制定预算

□ 广告宣传费＝市场营销费也可以发挥招聘广告的功能

□ 教育、医疗与经营分离费是用以培养人才、孕育经营的费用

□ 即使增加贷款金额，也要保证内部留存资金的金额超过相当于五个月固定费的水平

□ 要把开业初期的贷款金额控制在不高于折旧费的水平

Entrepreneur Spirit

第 4 章
开业的日程安排

开业前后的日程表

在第三章中，我们一起学习了如何制定项目计划。在第四章，我为各位讲述，为了实现项目计划，我们需要如何开展准备工作。

开业前的准备工作对于我们在开业后能否取得开门红具有重要的意义。为了保证日后准备工作的稳步推进，我们会对行动计划进行整理，分时段将行动计划完整地落实到日程表上。

下面的日程表就是一个真实的以争取实现开门红为目标的开业准备工作时间表。在表中，或许某些项目的着手时间比各位想象的要早。鉴于各位是一边作为勤务医在医院上班，一边学习经营知识，制定开业计划，我认为还是先下手为强。

我会按照日程表中所写的号码顺序展开说明。由于各项工作是同步推进的，所以未必能够完全按照号码顺序进行展开。对这一点，敬请各位理解。

Entrepreneur Spirit

	准备工作的项目	距离预定开业日的月数												
		24	23	22	21	20	19	18	17	16	15	14	13	
①	协商、会面													
②	协商融资事宜													
③	土地、铺面、内部装修													
④	选定医疗器械及材料													
⑤	招聘、面试、人事													
⑥	市场营销													
⑦	管理													
⑧	策划内览会													
⑨	开业前后的申请事宜													
⑩	销售、节税、战略会议													

实施时期　　　最佳　　　较好　　　最迟

认真做准备，迎接开门红——针对各项准备工作着手时期的建议

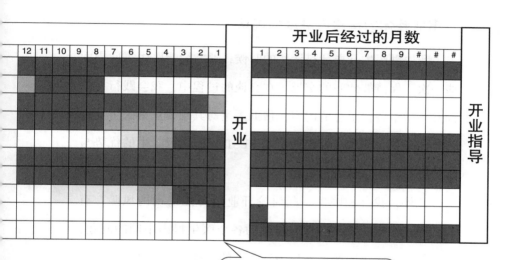

用语言形容迎接开业时自己的状态也很重要

①协商、会面

◎事业整体的构建与进度的确认

我协助医生开办牙科诊所的时候，通常会与医生每两周面谈一次，保持彼此间的交流。在交谈的过程中，我会践行在前面几章中给各位讲过的内容，帮助医生对其想要从事的事业进行具体分析，运用 SWOT 分析与 PEST 分析进行医生的优势与劣势分析、项目计划的打磨。

此外，我会和医生一起讨论开业后可能出现的风险。有时，我还会组织学习会，向与会的各个医生提出不同的问题，让他们通过解决问题培养作为管理者的心态。

在后续内容中，我会给各位介绍获取银行贷款、寻找合适的土地与铺面、招聘员工等具体的开业准备工作的要点，以及确认各项工作进度的意义。

◎交谈孕育新想法

我和医生们一起按照日程对需要做的事项进行整理的过程中，医生们的思路会变得越来越清晰，也开始变得越来越自信，有时还会产生"实际上我还想尝试一下这个"之类的想法。通过定期的面谈，我们可以共享新的发现，面向开业确定更加坚定的方向。

我们一般是从开业两年前，最迟也是一年半以前就开始这样的协商工作。或许有些人会惊叹："这么早就开始呀！"其实，这个阶段是构建诊所经营根基的最重要的阶段，同时也是最花费时间的阶段。

通常，在面谈的时候，我会向医生们提出"您想开一家什么样的诊所""诊所工作人员对诊所会有什么样的印象"等问题，引导医生们深入思考，扩大视角，为未来成为经营者而做好准备工作。我们通过反反复复的问答，可以得到客观的观点，通过对思路的梳理，可以获得新的发现。因为我会和医生们一起梳理思路，几乎所有医生都说："您好像心理咨询师呀！"

这种面谈的重复，也将成为开业后医生与员工进行面谈时的事先演练。

开业只是经营的开始，开业后也需要继续遵循项目计划进行经营，所以我在开业后也会定期与医生们见面、交谈。

□开业前坦诚地面对自己（内省）具有重要意义
□在开业前就开始着手变身经营者的准备工作

②贷款咨询

◎着手贷款咨询越早越好

在这里，我们进入向银行咨询贷款的阶段。此时，如果项目计划基本上已经制定完成，那是最为理想的。即使土地、铺面等事项还没有确定，我们也可以在一定程度上掌握整体预算。尽早开始向银行咨询贷款事宜是明智的做法。因为距离预定开业日期越近，银行方面就越明白医生们"想要尽快取得贷款"的焦虑心理，医生们在利息谈判时就越不容易赢得好的贷款条件。

作为贷款的咨询对象，除了银行，我们也可以考虑福利医疗机构和日本政策金融公库。我们向不同的金融机构咨询时，就会明白各家机构给出的条件会完全不同。在候补的金融机构中，斟酌利息等条件，选择与诊所经营方针相符的条件，有助于我们降低不必要的成本。

或许各位普遍认为，一旦贷款事宜确定了，金融机构会将贷款一次性全额转给我们。其实，现实并不一定如此。在贷款申请获批后，在我们需要支付土地、铺面以及市场营销相关费用的时候，我们收到这部分贷款是没有什么问题的。关于还贷开始时间，我们也是可以与金融机构协商的，尽早开始协商，可以获得安心感。

我们进行诊所内部装修时，比较容易产生出乎意料的额外费用。有不少诊所经营者出于尽量控制贷款金额的目的而压缩了营运资金，结果因为实际产生的费用超过了当初的贷款金额，陷入了资金周转的困境。

借钱的方法也属于"资金"相关知识的范畴。所以，从降低经营不安的角度来说，我们先综合掌握有关经营资源的知识，再去金融机构咨询贷款事宜比较理想。

□为了赢得有利的贷款条件，我们需要尽快开始针对金融
　机构的贷款咨询
□事先掌握借钱的方法，有助于我们的诊所经营

③寻找适合的土地、铺面

◎通过对大量的土地、铺面的观察，练就自己的眼光

在协商开始阶段，土地、铺面的选定工作和项目计划的制定工作是同步进行的。和贷款咨询的道理一样，越早开始土地、铺面的选定工作，项目计划的制定就越容易。

所以一般而言，在我们开始寻找工作大约两三个月之后发现"理想的地方"，就算比较快的了。花费一定的时间，多观察一下土地、铺面，既可以锻炼我们的眼光，也可以了解周边居民的流量，发现一些不易觉察的细节，把握土地、铺面的利弊。

如上所述，对于第一次独立开业的医生来说，判断地租、房租是否合理非常困难，所以听到 200 万、150 万日元的租金后，不深入考虑就认为"应该就是这样吧"而签约的情况也为数不少。与销售额不匹配的高房租，作为每月必须支出的固定费用，会成为压迫诊所经营的根源。所以希望各位一定要掌握"把房租控制在销售额的 1/20 至 1/10 的水平"的原则，或持有"让房租同时发挥其他费用科目的作用"的观点。

另外，在推进土地、铺面选定工作的时候，我们应该尽量

同步开展建筑公司、内部装修公司的选定工作。如果我们事先对未来的建筑物、内部装修风格已经进行了思考，在寻找土地、铺面时也容易展开想象。我们在签订土地、铺面合同之后，就可以立即开始与建筑公司、内部装修公司的协商工作。

我经常会被问到是租借、购买土地开业好，还是租借铺面开业好。其实，这"取决于项目计划的愿景"，不能一概而论。

虽然我想建议各位采取购买土地开业的方式，但是，如果诊所地点离市区过远，就需要强化针对周边居民的集客措施，还需要强化招聘工作。

与此相反，如将诊所开在车站周边，招揽患者和招聘工作会比较顺利。但是，伴随远程办公的普及，社会形势已经发生变化，这也会给我们带来影响。所以，为了能够邂逅"与自己的经营计划相匹配的理想的土地、铺面"，我们需要立足于项目计划，不放过任何机会地努力寻找。

④选购医疗器械

◎最初购置时需做充分研究

在这里，我们一起讨论诊所所需设备与软件的购置与租赁事宜。

在此，请各位务必注意，我们在决定选择设备的时候，不要基于"在原来工作的医院里曾经使用过"的理由就轻易做出决定，而应该根据项目计划所定战略进行研究讨论。

比如，仅仅是诊疗报酬明细书计算机，根据厂家不同其功能会完全不同。有的"出诊时能够发挥强大功能"，有的"可以对应适用保险的正畸治疗"，有的"可以与自动结算机等众多功能选项兼容"。

将来，我们改用其他厂家的设备时，会遇到由于数据不兼容造成患者诊断数据无法转移的难题。作为无奈之举，我们往往只能采取既费时又费钱的人海战术来应对。

所以，在开业准备期，我们需要拿出充分的时间讨论最为符合我们事业战略的医疗器械到底是什么。

◎向开业咨询公司咨询开业事宜时的注意事项

我们在向"开业咨询公司"咨询设备购置事宜的时候，需要引起注意。

我自己以前曾经在医疗器械厂家工作过。有些开业咨询公司会从医疗器械厂家获取高额的介绍费。

许多牙科诊所在开业准备期间，需要购置价值 3500 万日元左右的医疗器械。如果我们经过开业咨询公司介绍，就有可能在这个金额的基础上产生大约 20% 的介绍费。

开业咨询公司会组织医生、厂家见面，为厂家提供介绍产品的机会。我认为，许多咨询公司就是依靠从买卖设备的医生与厂家获取的回扣来维持公司运营的。

我们在一个地方就能听到众多厂家为我们做产品介绍固然方便，但是，我还是建议各位尽量多走访厂家，多与厂家协商再做选择。这样做受益颇多。

□遵循项目计划选定设备

⑤招聘、面试、人事

◎利用开业前的练习时间让诊所经营步入正轨

一般来说，开业员工必须在预定开业日一个月，至少两周以前就要开始上班。所以，我们在制定招聘计划时，必须考虑这一点。

根据这个时间安排进行反推，我们就要在提前两个月以上的时间，即从预定开业日三个月之前，就开始员工招聘工作。

进一步说，在开始员工招聘工作以前，我们需要确定工资和福利待遇等事项。从这个角度而言，招聘的准备工作就需要在更早的时期启动。

我们需要在开业准备期，对在开业前录用的员工进行医疗器械、软件等的使用指导。牙科综合治疗机、牙科 X 光机、口腔照相机、计算机应用程序等的使用方法的解说工作比较复杂，需要我们有计划地推进。

负责接待工作的员工必须事先针对诊疗报酬明细书的使用方法，根据社会保险类别不同而各不相同的病历的分类和印刷方法，接待工作的流程等进行练习。另外，对这些员工而言，接受接待技巧的指导和培训也非常重要。

我们在着手内览会准备工作的同时，同步推进员工教育。届时，各位会有开业前的两周时间一转眼就过去了的感觉。

◎ 保证用于招聘的预算

在牙科行业里没有保证用于招聘方面预算的习惯。

如今，一般来说，人员招聘大多是通过人才招聘网站来完成的。在医院、护士行业，人均招聘成本是 100 万日元左右。一般企业通过中介公司招聘员工时，要支付相当于新员工三个月工资的介绍费，而牙科行业通常是付给中介公司相当于新员工一个月工资（25 万日元左右）的介绍费，后者的介绍费比前者要低。

在人才招聘网站上招聘员工还是要花钱的。此时，我们不应该只是将诊所的简介登载在网上就觉得大功告成，应该为促成那些与我们诊所的未来发展相匹配的人们搜索到我们诊所，而经过战略性思考再发布信息。在发布信息时，为了吸引目标患者，我们需要在文案、照片的登载方法等方面进行推敲。

在牙科行业，存在缺乏口腔卫生师的问题，这是一个"卖方市场"。在这样的环境下，我认为作为处于被选择立场的诊所，在推进招聘工作与确保预算方面，还是存在可改善的余地的。此外，如同在第三章中我所主张的那样，我们应将招聘费列入广告宣传费中。如果我们将招聘定位为市场营销战略的一个环节，在差异化的层面上，就会领先其他诊所一大步。

◎ **招聘面试时的发言内容**

在招聘面试时，许多医生会谈论自己的诊所，但是很少提及"诊所的未来目标是什么""诊所需要什么样的人才"。之所以会这样，在项目计划上下的功夫不够是一个原因。

如果我们事先对招聘计划进行反复斟酌，头脑中就会对诊所未来的形象以及新员工的作用形成明确的认识。在面试的时候，我们就会自然地发问，还可以避免所聘用的员工无法胜任诊所工作的情况的发生。

另外，我们需要注意不要一听到应聘人员在面试是经常使用的"我愿意学习""我想提高自己"之类的看似具有积极性的表达，就立刻表示："这是个有上进心的员工，马上录用！"

录用的重点在于"动机"。那就是说是"在哪方面，怎样学习，怎样提高"才是关键所在。如果对方听到这样的问题就陷入沉默，录用后在教育方面遇到困难的可能性就非常高。员工的未来形象必须是一个可以独当一面的形象，如果我们录用了这样的员工，就必须做好思想准备，那就是日后培养这位员工可能既费时又费力。

◎安排员工教育的机会

除了设备的使用指导以外，我建议各位为已经录用的员工安排接受上岗前教育的机会（针对刚踏入社会人员的教育、培训等）。相比于让员工在工作中慢慢熟悉自己的岗位，在开业前就让员工做好思想准备，有益于员工的快速成长。

在开业之后，我们也要一直安排员工教育的机会。比如，我们可以每月占用一天的工作时间，召开一次培训会或者学习会。那些认为"只有诊治工作才能为销售额做贡献"的人士，请回想一下五大经营资源的知识。"时间"的使用会在"资金"方面带来好处，将"时间"使用到"人员"方面，对于提高员工队伍稳定性、提高生产率是有益的。

> □招聘、招集、面试就相当于企业中的"人事"
> □教育对于员工的技术层面，精神层面同样重要

⑥广告宣传、双线市场营销（线上、线下）

◎执行价值很高的"书籍市场营销"

在这里，我们需要准备用以招揽患者、推进诊所品牌营销战略的媒体。我们在确定招揽患者、招聘人才的方向之后，进行选定。所谓"双线"是指线上和线下两种方式。我们可以利用的形式有图书市场营销、主页、着陆页（LP）、列表广告、招牌与标识、徽标等。

关于市场营销，我会在第五章中详细论述。在这里，我想介绍一下书籍市场营销手法。书籍市场营销手法是指"经营者自己出版书籍，将书籍定位为市场营销的一个环节，开展经营活动"的手法。这种手法的目的不是卖书，这是一种非常有效的整合经营资源的手法。

在这里，让我们重新看一下在第一章中介绍过的有关经营资源的图。

采取图书市场营销手法的时候，相应地会产生一定的费用。这样的书籍不仅能够作为"院长的代言人"在经营方面

时间		诊治、休息、练习、碰头会、面谈等	· 唯一的、得到平等分配的资源 · 运用方法会对经营构成直接影响
可感知资源 / **物资** / **动产** / **知识产权**	**资金**	现金（内部留存资金）、银行存款	· 可以用于购买时间以外的经营资源 · 一旦供应断绝，经营将无法维系
	人员（人力资源）	<直接性的>牙科医师、口腔卫生师、牙科助手 <间接性的>管理层、税理士等	· 具有成长的可能性 · 无法控制
	不动产	土地、房屋	· 存在出售、出租、继承等选项
	硬件	牙科综合治疗机、电子计算机、断层扫描仪（CT）、牙科显微镜、口腔激光治疗仪等器械	
	其他	内部装饰、家具、出诊用车辆等	
	软件	电子病历、口腔模拟种植系统、诊所自用应用软件等	
	内容	主页、宣传册、视频、电子书等	· 市场营销战略的关键所在（会直接影响新患者的获客、老患者的再次来院） · 注重有选择地运用线上、线下方式
	信息、数据	患者信息、地区特点、行业的PEST	· 重点在于充分利用符合自己诊所目标患者的数据 · 需要具备数据分析能力
	其他（知识）	手册（技术、规则等）、秘诀	· 对风格的确立也会有影响 · 需要制定让员工掌握手册内容的行动计划
	执照、业绩	专科医生、业绩、病例照片、出版物数量等	· 对品牌营销战略直接构成影响
不可感知资源	**品牌营销**	在患者心目中的形象（有时是在员工心目中的形象）	· 从形象的角度自动实现品牌营销 · 从战略的角度需要采取行动实现品牌营销战略
	组织能力、文化	各家诊所特有的氛围、风格	· 人是具有很强的群体性的 · 团队能够完美贯彻最高领导的想法

> 仅仅依靠书籍市场营销这一个手法就能够构建具有知识产权的经营资源！

书籍市场营销的作用

发挥作用，还可以构成具有知识产权的内容、信息与数据。

另外，**我们还可以将书籍作为"手册、教科书"用于员工教育。**这样可以强化诊所理念的渗透。员工们对书籍的内容进行学习以后，在面对患者咨询时，就能够按照书籍内容，而不会按照自己的方式进行应对。这对于诊所内话语的统一非常有效。

仅仅通过书籍市场营销一个措施，就能够构建如此多的经营资源，既能发挥手册的作用，又有广告宣传的功能，还能够在应对患者咨询时起到作用。可以说，其他的措施难以望其项背。所以说，书籍市场营销手法具有很高价值。

如果我们采用书籍市场营销手法，书籍从撰写到出版大约需要六个月至十个月的时间，另外，我们还要付出精力"盘点"自己的知识。我们需要选定目标读者，推敲、选择书写的内容。这样的过程非常有利于我们对自己开业与经营过程的回顾。

如果我们在开业前就能够将书籍出版，居住在诊所附近的读者就会说"那部书的作者要在附近开诊所了"，进而取得广告宣传的效果。另外，书籍的出版还能够为所在地区居民普及牙科常识，为当地做贡献。此外，作为举办内览会等场合时用于招揽患者的措施，一定能够在提升诊所自费比率方面大显神威。

有关书籍市场营销手法，我在 APPROCH 网站上引用实例进行了详细说明，欢迎有兴趣的人士前往阅览。

□我们要提前有计划地实施市场营销战略

□书籍市场营销可以发挥"永不辞职的助手""院长的代言人"等各种各样的作用

---

⑦管理与教育（院长与员工）

◎经营者心态培养期

作为经营者，应该如何处理与员工的关系呢？应该如何培养符合诊所发展战略的人力资源呢？在这里，我将主要针对五大管理资源之一的"人员"相关计划的实施展开论述。这里所说的"人员"不仅包括员工，还包括院长兼经营者的各位。这个阶段的目的就是培养各位的经营者心态。

这个阶段也是推敲项目计划的阶段，我们从"管理"的角度出发制定日程，确保时间。

如果我们提前确保时间，就能够明确自己想要做的事。这种信息也会清晰地传递给周围的人们。在开业准备阶段，对我们的想法产生共鸣的人也就容易出现，人员招聘工作就会早日完成。

关于那些作为开业人员已经确定录用的人员，在他们实际入职之前，我们应该每个月定期安排时间和他们面谈一次。

这样做的目的在于对开业前的进展状况进行磋商，对人员进行观察。如果彼此事先能够建立良好的关系，对于日后的实际工作可以产生积极的作用。

　　实际上，开业前有许多人员已经在岗位上工作了。在大家达成一致的情况下，休息日时让大家抽出两小时左右的时间召开碰头会，在会上我们提出问题，让员工们在下一次碰头会时反馈回答的内容，届时我们再提出新问题……如此反复下去，我们可以在开业之前构建良好的人际关系和知识"储备"。

　　我们可以将开业前练习和教育培训的情形拍成照片，上传到诊所主页、SNS 上，实现诊所教育方针和精神面貌的可视化。这个做法既可以成为有效的市场营销手段，又可以增强外界对诊所的信赖感。

> □为先期录用的员工，在正式入职之前安排定期面谈的
> 　时间

⑧策划内览会

◎举办内览会是否真的有意义

最近，我收到这样的咨询越来越多，有的经营者希望"开业之后实现开门红"，有的希望"开业后第一个月就实现盈利"。为了应对这样的情况，作为市场营销的一个环节，我越来越频繁地组织"内览会"。内览会对于强化开业前的教育（管理），在人们心目中树立诊所的形象是一个重大的机会。如果我们能够达到这样的认识，对于日后的诊所经营是非常有益的。

社会上有专门接受内览会外包的公司。如果预算充足，我们把举办工作外包给他们也可以。不过，我经常看到的由他们代办的内览会的情形是这样的。作为短工被雇来的学生们穿着统一的夹克衫，向人们分发纸巾和小鸭子玩具，以此争取尽可能多的预约患者。内览会通常举行两天。这样的内览会一般要花费 100 万日元、150 万日元。每次想到这一点，我都会强烈地认为，采取其他措施或许会对经营更有好处。

需要我们引起注意的是，除了成本方面存在问题，这种品牌营销的做法本身也有问题。

　　如果诊所制定的方针是"提高自费比率，走高端路线"，纸巾和玩具对于我们想要招揽的患者人群是否合适？仅仅通过这样的分发活动能够传递我们想要树立的诊所形象吗？

　　所以，我建议举办内览会时，不采取外包形式，而是采取与诊所内部人员通力合作的形式，用于分发的小礼品等也自己制作。这种方式既可以促进开业前诊所内部的交流，又可以促进各个员工的岗位训练。

　　事实上，有些开设在路旁的新诊所，因为先期的准备工作和战略执行比较到位，在未举行内览会的情况下也取得了预约患者超过 130 位，开业第一个月病历超过 350 份（开业第一个月实现 200 万日元以上的盈利）的佳绩。从本质上讲，举办不举办内览会并不重要，实施先发制人的品牌营销才重要，每次我和医生们见证新诊所开业时都会深切地体会到这一点。

☐内览会是品牌营销战略的一个环节

⑨开业前后的申请事宜

◎不要忘记必要的申请事宜

在这里，我要讲的就是关于开业前后需要提交的各种申请事宜。诊所完工后保健所人员的现场核查、开办申请、设施基准的申请等各种各样的申请手续是必不可少的，敬请各位不要忘记。

这些都属于手续上的事宜，我认为没有什么需要特别注意的。关于 X 光泄漏实验，各位必须在开业日的一个月之前实施，为了了解需要提交的实验结果的项目，完成达标工作，要接受专门的培训。请各位务必安排充裕的时间。

⑩战略协商

◎定期审视自己，维持诊所的发展

诊所开业后的三个月里，我会与诊所的经营者，一边关注新患者人数和业绩的动向，一边定期开展战略协商。这种协商就是开业准备期的"面谈"的继续。如果我们不这样做，PD-CA 循环就在 PD 的环节中断，日后的改善就无从谈起了。

开业是诊所经营的开始，是一个必经的节点。**我们不能满足于实现"开门红"，继续维持佳绩才更重要。**我们是否实现了预期的患者人数目标？尚不熟练的员工与患者之间有没有发生什么纠纷？对于这些问题，我们需要从定量和定性两个角度加以分析，提出应对措施。在市场营销等方面，我们不仅要定期协商，还要对广告效果的变化实施追踪。

在协商过程中，销售的质量是我们讨论的最大的主题。如果经营者的诊所目标销售额比较大，我们会把有可能接受自费治疗的患者的名单列出来，商量针对每位患者的自费治疗推介方法。

我们要想掌握对推介过程进行模拟的做法，需要花费一些时间。不过，一旦我们习惯这种做法，就能流畅地做出应答，对于向患者推介自费治疗时心理上的抵触也会消失。

在战略协商的过程中，我们主要涉及的是目标和业绩，所以话题总是离不开数字。如此一来，我们容易陷入偏重数字的思考模式，难免忘记初心、当初描绘的愿景。在这样的时候，请各位回归项目计划的原点。

□制定销售目标时，以明确每个月的具体目标为最佳

在以上的第三章和第四章中，我针对开业准备工作的项目和日程安排进行了说明。

受寻找土地、铺面工作的影响，其他各项准备工作的着手时间可能会发生变化。房屋内部装修、设计等与策划相关的工作需要斟酌、推敲的时间。此外，不同时期、不同地区，台风、新冠疫情扩大等都会引发外部环境的变化。这样的变化又会导致诸如无法如期从国外进口医疗器械等众多意想不到问题的发生。

因此，日程的根本含义在于，我们明确目的地之后向目的地进发，途中航路发生偏移时，需要对方向进行修正。这种修正方向能力在诊所经营中也是必不可少的。

Entrepreneur Spirit

第 5 章
践行品牌营销

有特色的品牌营销需要什么

在第三章和第四章中，我立足于牙科行业的现状，对项目计划（事业计划）进行了全面的说明，并且为了刷新各位对牙科诊所的开业与经营的理解，在解说的过程中还加入了有关思考方法的解说。

在第五章中，我会围绕策划经营过程中的市场营销，展开详细的论述。

首先，让我们了解一下什么是市场营销。

如果在互联网上搜索一下"市场营销"，我们可以找到各种各样的定义。对诊所经营领域而言，我们认为的市场营销是指"在策划经营的过程中构建品牌的措施"，所要争取的终极状态为"患者不请自来"。

所谓"策划经营"是指构建各位自己的管理框架。

比如，在第四章中，我介绍了广告宣传费、教育费的占销售额比率。一些诊所会抛开理想比率，为提升诊所的招聘能力、影响力而将广告宣传费的比率设定在 15%，一些以拥有超强接待能力和技术能力的诊所为奋斗目标的诊所，为了能让所有员工都能参加本来只有医师才有资格参加的海外培训而将教育费的比率提高到 15%，这些都属于策划经营。

　　所谓品牌营销，简单来说，就是"如何在对方（目标）的心目中构建针对自己的理想形象"。这个"理想形象"就是品牌营销措施的关键所在。我会在本章中介绍品牌营销的具体实例。

　　我们所要争取的"患者不请自来"的状态就是，能够让来院的患者说出"我就完全托付给您啦"的状态。也就是说，患者是因为"出于对这家诊所的好感才来到这里的"。对诊所而言，就可以比较容易构建彼此良好的关系，可以轻松向患者推介诊所想要推介的治疗方案。治疗工作也会变得轻松。

　　那么，为什么对于牙科诊所这样的医疗机构而言，品牌营销措施那么重要呢？关于这一点，接下来我会进行详细说明。

◎ 了解什么是品牌

　　请各位看一下下页的图。

　　这是我在互联网上搜索牙科诊所时搜到的东京车站附近的地图。我发现，仅仅是标记出来的诊所就堪称鳞次栉比。置身于被如此众多诊所包围的环境之中，要想以便利性以外的理由招揽患者，不可或缺的是"品牌力"，作为招揽患者的具体措施，必不可少的是市场营销措施。

　　那么，品牌是什么，让我们一起思考一下。

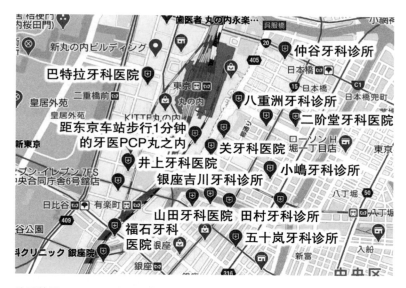

地图数据© 2020 Google 日本

仅仅通过广告、宣传进行装饰未必就能形成品牌。

品牌本身就是印象的浓缩体。就是我们从体验过的、理念上具有一致性的设计、措辞中感受到的类似"舒适感""氛围"的事物。

选购商品时，我们在有意无意之间，都会被人为营造出来的"舒适感""氛围"等品牌形象所影响，最终做出选择。

这种吸引人注意，让人做出选择的品牌营销，可以说是"经营的武器"。这种武器具有一个特点，那就是任何人都可以装备它。然而，众多人士不能正确理解这种强大"武器"

的使用方法。

例如，有人会把制作诊所主页这件事本身误解为品牌营销、市场营销。虽说品牌营销是一种谁都可以装备的武器，但是在许多情况下，人们并没有真正用这种武器武装自己，使其发挥作用。如果我们能够理解并践行品牌营销，在经营中可以获得极大优势。

另外，如果我们注重品牌营销的一致性、统一感，就会在患者中形成"去那家诊所我放心"的印象，可以实现用金钱购买不到的差异化。从配置资金这种有限的经营资源的角度来说，我也认为应该优先采取可以低成本地持续实现差异化的品牌营销措施。

诊所要想获得更多的回头客、粉丝，除了在患者就诊的便利性方面进行努力外，争取患者对我们诊所品牌目标的共鸣更为重要。如果我们做到了这一点，向患者推介诊所想要推介的治疗方案的工作就会变得顺利。届时，我们会对诊所的品牌营销工作乐此不疲。理解我们诊所品牌价值的患者还会在 SNS 平台上将在我们诊所的良好体验分享给拥有类似价值观的亲友。

在开业准备阶段的整体费用中，土地、建筑相关费用、医疗器械购置费用占有相当大的比重，市场营销方面的投入容易被忽视。这方面的知识在学校和工作单位是无法学到的。是否掌握市场营销知识是决定诊所能否赢得开门红的关键所在。

◎轻易开启"价格竞争模式"的风险

以树立品牌为目的的市场营销分为"追逐型市场营销"和"防守、扩张型市场营销"。

一般而言，未来准备开业的人士处于追逐先行开业的先来者的位置，所以从"追逐型市场营销"入手。

在追逐型市场营销阶段，我们就会加入与已展开品牌营销战略的先来者的竞争。我们作为后来者，要想采取与先来者相同的策略赶超先来者，夺取市场份额，需要花费大量的时间。

在此，我们必须按照自己诊所项目计划的内容，反复斟酌竞争与差异化战略并付诸实施。我们如果不这样做，而是在构建貌似漂亮的诊所后，开展追逐型市场营销，在遭遇困境之后，就会作为最后的手段，开启"价格竞争"模式。于是，我们可能会直接下调价格，也可能会开展长期的优惠活动。

那时，由于保险治疗的价格是无法改变的，我们会很自然地对自费治疗的价格进行调整，将其下调至先来者价格以下的水平。于是，我们的自费治疗业务可能会在不知不觉中陷入薄利多销的模式。

确实，低廉的价格会给患者带来相当大的好处，降价措施

可能会收到一定的效果。但是，如同我们在第一章中看到的那样，未来，新的牙病患者将不断减少。由此可见，今后，争夺新患者的竞争将会愈演愈烈。届时，伴随降价，会产生以下三个问题。

a. 以量取胜的做法难以长久

在与对手展开竞争时，价格较低的一方当然比较容易获得订单。此时，要想通过降价获取大量利润，我们必须完成更多的工作量。如果院长还年轻，体力强健，完成大量的工作应该没有问题。但是，我们慢慢地就会产生"做完一天的工作后，浑身疲倦，做其他事情的气力全无"的疲劳感，还会产生"这种状态一直要持续到什么时候啊"的腻烦感。

b. 梦想的诊治方式渐行渐远

我们一旦陷入预想之外的价格竞争中，最初我们想要构建的诊治方式，经营的目标就会离我们越来越远。于是，我们就会终止原来制定的品牌营销计划，原本通过践行市场营销措施可以收获的秘诀也就无法获得了。这是一个重大的弊端。

c. 修正方向变得困难

我们想要改变患者对诊所已经形成的印象，需要付出巨大的努力。比如，我们出于已经出现疲劳感和腻烦感的理由，想要将"价格适中的诊所"的品牌形象，短时间内转变为"提供高水平医疗服务的高档诊所"，想要实现这个目标绝非易事。

这些都是开启"价格竞争"模式时的重大弊端。

话说回来，如果我们只是作为招揽患者的手段，将被定位为前端商品的美白服务的价格设定在极低水平，那还不会有什么问题。以扩大销售额为目的的价格竞争模式是存在副作用的，请各位务必注意。

☐印象形成于不知不觉之中
☐价格竞争模式开启容易，脱身困难

◎为长期留住患者而实施"防守、扩张"

为什么我会强调在开业前加强在市场营销和管理方面工作的重要性呢？那是因为，我认为"相比于在问题发生后需要采取对策时所要付出的辛苦，从最开始采取扩张性的措施，效率更高，所需付出的辛苦也更少"。

有个词叫作"渴而穿井"，是用来形容事情发生后，再想办法也无妨的心态。在经营过程中，请尽量避免采取这样的态度。

另外，想必有些经营者认为"诊所的患者人数达到一定数量时，就可以停止措施的实施"。请各位不要忘记，诊所开业后，我们一直处于被追逐的立场。

我们不继续实施措施，品牌形象就会下滑、老化。这是因为人类的"腻烦"心理在起作用。所以，在经营领域里，不存在"已经足够努力了，没有问题了"的思维。

我们处于领先位置时，有可能以为"品牌营销工作已经万事大吉"而放松心态。此时，我们可能会被拿出最新措施的后来者一举超越。

所以，我再次强调，按照项目计划继续思考资源配置，继续实践非常重要。

综上所述，就本质而言，如何通过策划"长期留住员工与患者"是品牌营销的目的，具体的市场营销措施执行是决定诊所能否渡过两极分化时代的关键。

□推进品牌营销的要点在于被对比，进而被选择
□基于感觉、直觉的"好感"也非常重要

品牌营销利器——网站的构建

◎制定、实施网站策略变得越来越重要

那么，到目前为止，我在文中经常提及"主页"一词，供职于医疗机构的各位医生对它应该比较熟悉，接下来我想讲一讲网站（Website）。

说到二者有什么不同，主页是指在浏览器中打开的第一个网页，网站是指像蜘蛛网一样，布满了信息的互联网络（Web的原意就是指蜘蛛网）。

伴随信息与通信技术（ICT）的进步，网站在世界上迅速得到普及，在诊所经营中也成了不可或缺的存在。此外，随着智能手机的普及，网站变得越来越重要。

作为 PEST 分析的一部分，让我们一起通过数字来把握一下现状吧。

如下页图所示，在智能手机用户对各种服务的使用比率中，信息搜索居第一位，比率为 87.7%，阅览新闻居第二位，比率为 81.9%，欣赏视频居第三位，比率为 66.0%。

可以这样说，手机具有了在网站进行搜索的功能之后，人们已经习惯于使用智能手机观看新闻、视频以获取信息的方式。

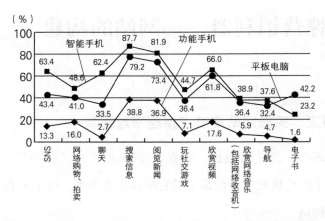

出处：根据总务省发布的《关于信息与通信技术进步所带来的社会影响的调查研究》[平成二十六年（2014 年）] 制作而成

智能手机等设备用户对各种服务的使用比率

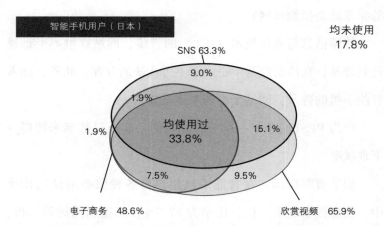

出处：根据总务省发布的《关于信息与通信技术进步所带来的社会影响的调查研究》[平成二十六年（2014 年）] 制作而成

智能手机用户的 SNS、欣赏视频服务、电子商务的使用状况

在总务省发布的名为"主要媒体的平均使用时长与有相应行为人群的比率"统计表中，如各位所见，与有阅览新闻行为人群的比率相比，有使用网络行为人群的比率之高是具有压倒性的。

工作日人们平均每天的上网时长为 112.4 分钟，也就是大约两个小时。

对处于被人们选择立场的诊所而言，"只要有个网站就可以"的时代已经过去。

被问到怎样的差异化能够吸引患者的时候，我们或许首先想到的是通过强化医疗设备投资构建良好的诊所空间，提高员工的接待水平。然而，近年"通过加强网站方面的工作来招揽患者"已经变得至关重要。从这个角度来说，网站是人们与我们邂逅的入口，发挥着品牌营销的作用。

我们在去餐饮店就餐之前，为了找到一家满意的店，常常会做各种各样的比较。其实道理是一样的。在医疗行业，我们必须怀着人们会在各家诊所之间做比较的意识，投入到诊所网站的制作工作中。这一点已经变得越来越重要。

> □网站为我们提供与最初患者邂逅的场所，发挥着市场营销的作用

		平均使用时长 / 分					有相应行为人群的比率 /%				
		收看电视(实时方式)	电视(录像方式)	使用网络	阅读报纸	收听收音机	收看电视(实时方式)	电视(录像方式)	使用网络	阅读报纸	收听收音机
所有年龄层	2014年	170.6	16.2	83.6	12.1	16.7	85.5%	16.8%	73.6%	34.3%	9.0%
	2015年	174.3	18.6	90.4	11.8	14.8	85.9%	16.7%	75.7%	33.1%	7.8%
	2016年	168.0	18.7	99.8	10.9	17.2	82.6%	17.8%	73.2%	28.5%	8.3%
	2017年	159.4	17.2	100.4	10.2	10.6	80.8%	15.9%	78.0%	30.8%	6.2%
	2018年	156.7	20.3	112.4	8.7	13.0	79.3%	18.7%	82.0%	26.6%	6.5%
10岁至19岁	2014年	91.8	18.6	109.3	0.7	0.2	73.6%	18.6%	81.4%	3.6%	1.4%
	2015年	95.8	17.1	112.2	0.2	2.6	75.9%	16.5%	83.8%	2.9%	2.9%
	2016年	89.0	13.4	130.2	0.3	3.5	69.3%	13.2%	78.9%	2.1%	2.1%
	2017年	73.3	10.6	128.8	0.3	1.5	60.4%	13.7%	88.5%	3.6%	1.4%
	2018年	71.8	12.7	167.5	0.3	0.2	63.1%	15.2%	89.0%	2.5%	1.1%
20岁至29岁	2014年	118.9	13.8	151.3	2.4	9.4	72.4%	15.4%	91.0%	12.0%	3.8%
	2015年	128.0	15.8	146.9	2.1	6.4	77.4%	13.0%	91.6%	10.3%	5.3%
	2016年	112.8	17.9	155.9	1.4	16.8	70.3%	18.9%	92.6%	6.7%	5.8%
	2017年	91.8	13.9	161.4	1.4	2.0	63.7%	14.4%	95.1%	7.4%	3.0%
	2018年	105.9	18.7	149.8	1.2	0.9	67.5%	16.5%	91.4%	5.3%	0.7%
30岁至39岁	2014年	151.6	15.6	87.6	4.1	5.4	86.7%	17.3%	87.7%	21.9%	5.7%
	2015年	142.4	20.3	105.3	3.5	15.3	80.5%	18.9%	90.7%	19.3%	6.4%
	2016年	147.5	18.7	115.3	3.8	15.4	79.8%	18.7%	88.4%	18.3%	5.1%
	2017年	121.6	15.3	120.4	3.5	4.3	76.5%	15.5%	90.6%	16.6%	2.3%
	2018年	124.4	17.4	110.7	3.0	9.4	74.1%	19.1%	91.1%	13.0%	4.3%
40岁至49岁	2014年	169.5	14.2	82.5	9.3	19.4	87.3%	17.8%	80.7%	37.1%	8.3%
	2015年	152.3	15.8	93.5	8.8	13.7	86.9%	16.6%	85.3%	34.2%	6.5%
	2016年	160.5	23.2	97.7	8.0	17.2	86.4%	23.3%	78.4%	27.8%	9.3%
	2017年	150.3	19.8	108.3	6.3	12.0	83.0%	17.3%	83.5%	28.3%	7.9%
	2018年	150.3	20.2	119.7	4.8	16.6	79.2%	18.8%	87.0%	28.3%	7.4%
50岁至59岁	2014年	180.2	18.4	68.0	16.3	13.5	90.0%	17.3%	69.4%	51.2%	8.6%
	2015年	219.8	18.6	74.7	17.0	10.7	92.8%	15.8%	68.5%	48.8%	8.0%
	2016年	180.6	17.0	85.5	14.4	19.8	86.9%	14.8%	68.5%	41.0%	8.5%
	2017年	202.0	19.1	77.1	16.3	19.5	91.7%	16.1%	76.6%	41.0%	9.1%
	2018年	176.9	20.6	104.3	12.9	17.2	88.5%	20.6%	82.0%	43.9%	9.3%
60岁至69岁	2014年	256.4	17.6	32.2	31.3	40.3	93.7%	15.2%	40.5%	59.5%	20.5%
	2015年	257.6	22.6	35.7	29.6	30.6	95.2%	18.3%	43.0%	62.0%	14.5%
	2016年	259.2	18.4	46.6	25.8	23.4	92.2%	15.0%	41.7%	55.4%	14.7%
	2017年	252.9	20.0	38.1	25.9	17.3	94.2%	16.6%	45.6%	59.5%	9.5%
	2018年	248.7	27.3	60.9	23.1	22.8	91.6%	19.7%	59.0%	52.8%	11.7%
公休日 所有年龄层	2014年	228.9	30.5	100.6	14.2	12.2	86.9%	23.7%	72.1%	36.5%	6.5%
	2015年	231.2	33.9	113.7	13.0	11.9	86.6%	24.5%	74.2%	34.9%	6.7%
	2016年	225.1	32.9	120.7	11.9	7.4	85.7%	25.1%	73.8%	30.3%	4.8%
	2017年	214.0	27.2	123.0	12.2	5.6	83.3%	22.2%	78.4%	30.7%	4.5%
	2018年	219.8	31.3	145.8	10.3	7.5	82.2%	23.7%	84.3%	27.6%	5.1%
10岁至19岁	2014年	147.4	45.0	180.5	4.1	1.3	75.7%	34.3%	83.6%	6.4%	0.7%
	2015年	155.8	30.6	221.3	0.4	0.6	74.1%	25.2%	88.5%	3.6%	0.7%
	2016年	122.9	25.9	225.7	0.9	0.5	77.1%	26.0%	84.3%	3.6%	1.4%
	2017年	120.5	20.6	212.5	0.5	3.6	66.2%	19.4%	92.1%	3.6%	1.4%
	2018年	113.4	28.6	271.0	0.9	0.7	67.4%	27.7%	91.5%	3.5%	2.1%
20岁至29岁	2014年	161.4	24.4	194.9	2.8	3.1	73.3%	20.8%	88.7%	11.8%	2.3%
	2015年	155.4	34.6	210.0	2.0	4.4	79.9%	24.7%	91.8%	9.1%	4.1%
	2016年	152.7	26.0	216.1	3.2	8.9	74.2%	23.5%	94.9%	8.3%	3.2%
	2017年	120.3	26.6	228.8	2.4	2.9	67.6%	24.5%	97.7%	7.9%	2.2%
	2018年	151.0	32.8	212.9	2.1	2.1	66.5%	24.9%	95.7%	6.2%	2.4%
30岁至39岁	2014年	197.5	35.2	101.7	4.9	3.1	86.8%	26.3%	86.8%	18.9%	3.6%
	2015年	197.1	36.9	131.3	5.1	9.2	85.1%	26.2%	92.4%	20.0%	4.7%
	2016年	202.5	44.7	119.5	3.9	3.2	85.0%	24.7%	86.9%	14.8%	2.2%
	2017年	166.9	26.4	136.0	3.8	2.8	79.4%	21.8%	90.5%	14.1%	1.9%
	2018年	187.2	26.6	150.2	3.5	3.9	79.8%	19.1%	92.6%	11.7%	3.5%
40岁至49岁	2014年	233.9	28.8	82.9	12.5	9.6	90.4%	26.7%	78.2%	41.6%	4.3%
	2015年	208.6	34.9	91.9	9.8	5.9	85.5%	27.7%	80.0%	34.2%	3.5%
	2016年	222.4	48.1	117.1	10.1	4.5	86.3%	34.2%	80.8%	32.3%	4.2%
	2017年	213.3	31.6	109.2	7.6	4.7	83.3%	25.2%	84.4%	29.6%	5.0%
	2018年	213.9	39.0	145.3	6.4	8.2	82.7%	25.9%	90.4%	25.3%	3.4%
50岁至59岁	2014年	265.3	37.8	73.7	19.1	14.3	91.8%	22.7%	66.3%	54.5%	8.6%
	2015年	300.1	35.7	70.4	18.0	11.3	93.4%	24.5%	65.0%	53.7%	7.0%
	2016年	250.4	29.7	80.1	15.6	8.4	90.4%	24.6%	65.0%	42.3%	4.2%
	2017年	265.7	30.8	82.4	16.1	7.4	93.4%	23.3%	73.3%	44.6%	5.8%
	2018年	260.8	24.1	115.0	15.3	10.4	91.9%	21.5%	80.7%	44.2%	7.0%
60岁至69岁	2014年	310.3	19.6	33.5	33.4	33.2	94.3%	16.0%	39.3%	64.7%	15.3%
	2015年	317.1	19.7	37.1	33.2	31.7	94.0%	19.3%	40.0%	66.3%	16.3%
	2016年	325.1	26.7	43.3	28.9	15.5	93.7%	18.5%	42.6%	56.4%	10.9%
	2017年	320.7	23.6	44.6	33.0	10.2	96.7%	18.1%	46.1%	62.1%	7.9%
	2018年	315.3	34.6	64.3	26.1	14.1	93.0%	24.4%	63.2%	56.9%	10.0%

出处：总务省信息通信政策研究所发布的《平成二十九年（2017年）关于信息通信媒体的使用时长与获取信息行为的调查》

主要媒体的平均使用时长与有相应行为人群的比率

◎未来不是"录像"的时代，而是"视频"的时代

具体来说，"能够受到人们欢迎的网站"的制作方法是什么呢？

请各位再看一下 166 页由总务省发表的有关服务使用比率的统计图。由于统计结果非常重要，我在这里重申一下。在智能手机用户对各种服务的使用比率中，信息搜索居第一位，比率为 87.7%，阅览新闻居第二位，比率为 81.9%，欣赏视频居第三位，比率为 66.0%。

我们看一下"主要媒体的平均使用时长与有相应行为人群的比率"统计表，就会知道从 10 岁至 19 岁、20 岁至 29 岁、30 岁至 39 岁、40 岁至 49 岁人群，一直到 50 岁至 59 岁人群的 60% 以上都有使用网络的行为。在智能手机用户对各种服务的使用比率中位列第三位的"欣赏视频"是实现差异化的关键。更进一步说，对于品牌营销而言，在网站上定期投放"视频"而不是"录像"，具有重要的意义。

对我们来说的"录像"是指使用智能手机的照相机拍摄的，未经编辑的内容。**与此不同，"视频"则"具有故事性，具有场景的衔接和想要传递的想法"。**它们之间的区别犹如我们自己拍摄的家庭生活录像与电视剧、电影之间的差别。

我们在拍摄录像时，在大多情况下，都会将人们说话的声音、环境中各种声音一起录进去。而制作视频，不一定非要加入声音，而是通过编辑和添加背景音乐（BGM）对整体的感觉进行调整。

把握二者的特征，理解二者的区别，对于实现具有一致性的品牌营销具有重要意义。

想必未来各位会在网站投放视频，下面我想把一些可以加入视频中的场景推荐给各位。

◎10 种推荐场景

在此，我将可在视频中使用的 10 种场景推荐给各位，我会结合各种场景的使用目的，对各种场景逐一加以介绍。

1. 宣传篇

2. 诊所设备介绍　外部装修与内部装修篇

3. 就诊印象篇

4. 杀菌与预防感染措施篇

5. 强化招聘篇①

6. 强化招聘篇②

7. 院长访谈篇

8. 自费治疗优势篇

9. 患者感想篇

10. 接待室宣传屏用宣传篇

1. 宣传篇

目的：强化品牌营销，缓解初次来院就诊患者的紧张感，使其再度来院变得轻松。

作为诊所自我介绍用视频，制作时需要注意把握诊所的全貌，突出诊所的综合形象。

2. 诊所设备介绍　外部装修与内部装修篇

目的：强化品牌营销，提高诊所的公关能力。

对停车场等诊所的外部硬件、接待室、医疗器械等内部硬件进行介绍。

建议抓住新诊所、重装开业诊所购入医疗设备的时机进行制作。

3. 就诊印象篇

目的：让患者来院就诊之前就形成对诊所的印象。

这种印象会令患者产生仿佛自己之前曾在我们诊所就过诊

的安心感。

以患者的视线，按照从诊所入口到接诊台、接待室、咨询室……的顺序对诊所内进行观察，在此基础上进行制作。把起点设在最近的车站也可以。这样做，可以为在附近寻找诊所的人们留下好印象，带来安心感。

对于处于不易为人所知的大厦高层的诊所、胡同深处的诊所，我强烈推荐制作就诊印象篇，以提高识别度。

4. 杀菌与预防感染措施篇

目的：提高患者的安心感。患者到院就诊时，我们难以对杀菌与预防感染措施进行展示。

结合我们现在所处的环境，传递预防感染措施的信息可以说是时代的要求。预防措施的可视化，可以为患者带来安心感，对于进行多家诊所比较的患者也会有所帮助。未来，诊所的预防感染措施相关视频可以说是必不可少的。

5. 强化招聘篇①

目的：强化招聘能力、吸引更多的应聘者。

在诊所网站上向求职者展示"员工一天工作场景"的视频，让其形成对"工作岗位的印象"。这样做有助于提高诊所招聘能力，形成与其他诊所的差异化。

　　求职者通过观看展示诊所内部、员工状况的视频，可以在内心里形成对诊所的印象，可以防止被录用后产生的"和我原来的想象不一样"的失望。从针对其他诊所的差异化的角度来看，这也是强有力的武器。我们还可以将其定位为概念视频，在面试求职者之前，提高诊所的形象。

　　我推荐各位在开业前，抓住诊所交接、内览会举办的时机进行拍摄。

6. 强化招聘篇②

　　目的：强化招聘能力、吸引更多的应聘者。

　　强化篇①的重点在于展示员工一天的工作流程。强化篇②是围绕一名口腔卫生师制作而成的。针对这位口腔卫生师对工作的感想、从工作中获得的充实感的采访内容，可以激发求职者"我要以这位前辈为榜样，向前辈学习"的激情，促进其成长欲望。

　　此外，我们也可制作以一名牙科医师为主角的视频，用于招聘勤务医。我们可以将强化篇①和②组合起来，在同一个招聘网页进行介绍，用以提高招聘能力。

　　未来伴随诊所的法人化、规模扩大，我们的诊所会朝着拥有一定员工规模的诊所迈进。

7. 院长访谈篇

目的：针对院长本人的品牌营销。

我们可以通过为院长添加光环强化品牌力。湘南美容外科、高须诊所可以说是践行这种做法的典型事例。这两家诊所均将视频用于电视广告中，给观众带来强大的冲击力。对于诊所院长，人们会无意识地产生"我见过这个人"的感觉。所以，未来我们想要把患者变为我们的粉丝时，院长访谈篇也是有用武之地的。

8. 自费治疗优势篇

目的：提高自费比率。

我们可以根据诊所的专业领域，专门制作"种植篇""正畸篇（包括牙齿清洁的内容）"。在为患者提供咨询服务时，我们可以播放给患者观看。我们会在视频中加入详细的解说。在接待患者时，我们不仅可以重复使用视频，还可以节约对同样内容做重复解释的时间。在本章下面的内容中，我会讲述有关书籍市场营销的内容。如果将自费治疗优势篇与书籍市场营销结合起来，那就可以形成强大的咨询武器。

9.　患者感想篇

目的：提高自费比率。

我们可以针对在我们诊所接受过种植治疗、美白治疗的患者进行采访，询问他们"接受治疗前后，在感觉和生活上有什么变化"。我们将采访的情景拍摄下来投放在网站上，可以帮助正在犹豫的患者尽早做出来我们诊所就诊的决定。找到愿意接受我们采访的患者可能有些难度。但是，患者感想篇确实能够发挥非常好的效果。如果再与"8.　自费治疗优势篇"结合起来使用，二者堪称珠联璧合，能够为我们带来乘数效应。

10.　接待室宣传屏用宣传篇

目的：强化患者对诊所的了解。

在许多诊所的接待室里会滚动播放介绍治疗的动画片、电视节目。从品牌营销的角度出发，我认为播放由从 1 到 9 的内容构成的全长 20 分钟左右的视频更有意义。出于让患者更了解我们诊所，喜欢上我们诊所的考虑，我们需要精心选择在接待室播放的视频。

至此，我对在网站上投放视频中的 10 个场景进行了介绍。

　　与录像不同，**视频是锁定目的和效果的"最强的网络推销员"**。一旦将视频制作出来，我们就可以将其长期用于诊所的宣传工作。视频堪称具有令人惊异的效果，我们一定要在制作网站时重视视频的制作。

　　制作视频时，我们需要注意的要点非常多。比如，负责拍摄、制作工作的团队必须是在理解了诊所经营理念的基础上投入工作的。在制作过程中，我们必须把握的重点是"人物"和"故事性"。如果我们能够抓住这两个重点，将诊所经营者的"思想"融入视频之中，那么我们就拥有了可以长期使用的强大武器。

　　读到这里，想必有些读者还是会有这样的想法。"有网站就足够了，不需要什么视频。"在此，我不得不说，现代人从幼儿时期就已经开始使用智能手机、iPad。我们正处在这样的时代之中。

　　我们查看一下前面图表中的平均上网时长的统计数据，就会明白，今后有网络依赖症的 10 岁至 19 岁、20 岁至 29 岁人群将逐步加入 30 至 39 岁人群的行列，也就是进入勤务医开业的年龄段。届时，现在 30 岁至 39 岁人群步入 40 多岁、50 多岁人群的行列，陷入有网络依赖症人群的汪洋大海。

　　在招聘员工时，我们需要注意刚刚走出学校的求职者年龄刚满 20 岁。我们不努力迎合这个年龄层的人群的价值观，赢得患者和求职者青睐的可能性就会降低。

在这里，我再把重要事项重复一遍。相比于遇到问题再设法解决问题的做法，对未来可能发生的问题做出预测，先行加以解决的做法更有意义。

□ 观看视频对人们而言已经是常态行为

□ 视频是"最强的网络推销员"

□ 制作视频时需要把握"人物""故事性"两个要点

网站构建+专用着陆页（LP）制作

◎宣传诊所的专长，赢得人们的青睐

在前文中，我曾说过对经营而言策划非常重要。想必各位也已经认识到品牌营销对于在经营过程中市场营销的重要意义。我写这部书的主要目的在于，帮助读者在牙科诊所开业之前掌握经营的全貌，所以，在这部书中暂且不对品牌营销进行详细解说。不过，我想在这里对在诊所网站中可能发挥作用的着陆页（LP）稍加说明。

所谓着陆页，用一句话来概括，就是"专用网页"。如果我们把网站比作综合超市，着陆页就相当于"蔬菜专门店""菜刀专门店"。

在牙科行业，我们可以看到种植专用着陆页、员工招聘专用着陆页、正畸治疗专用着陆页等，可以说用途相当广泛。

正在考虑接受种植治疗的人们，相比于综合牙科医院，更愿意选择专科医院。对于求职者而言，相比于浏览"GUPPY[①]"

---

① GUPPY 是日本一家跨越一般医疗、牙科、护理等领域的专业招聘网站，网站常年提供大量的护士、药剂师、牙科医师、口腔卫生师、护理师等的招聘信息。

等招聘网站，一旦发现诊所的员工招聘专用着陆页，就会产生"这个招聘信息发布方式很特别"的感觉。

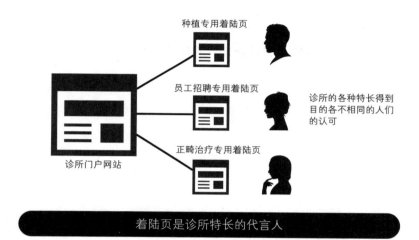

种植专用着陆页

员工招聘专用着陆页

正畸治疗专用着陆页

诊所门户网站

诊所的各种特长得到目的各不相同的人们的认可

着陆页是诊所特长的代言人

着陆页的定位

在这里我所推荐的是，在诊所综合网站平台上运用着陆页的衍生方法。

充分利用着陆页，对于我们跳出保险治疗、自费治疗的范畴，拓展诊所的业务范围是非常有效的（例如：视频的强化招聘篇①、②+招聘着陆页）。

□网站具有综合性，着陆页具有专门性

□我们不仅可以制作治疗专用着陆页，还可以制作招聘专
用着陆页

□将视频与着陆页相结合可以实现功能的强化

基于书籍市场营销的品牌营销的 "威力"与"魅力"

◎品牌营销的一个环节

在第四章中，我曾稍微介绍了一下书籍市场营销。书籍市场营销就是"将书籍出版运用于品牌营销的市场营销手法"。也就是说，"院长作为书籍的作者出版图书"。

在这里，请各位务必注意"出版"本身不是最终目的。

由于出版是策划经营过程中的品牌营销的一个环节，人们把这个战略称为书籍市场营销。

许多人或许认为"出版就是写书吧？那一定很难啊"。在当今社会，"写手（writer）"可以帮助我们把自己说的话整理成文字，编辑成文章。因此，出版的难度已经大幅下降了。

相比于写手，被称为"书写者（scriber）"的团队更胜一筹。他们能够提出新的书籍市场营销建议。"书写者"会思考"如何通过书籍出版将作者无法用语言表达的意图和想法表达出来，解决正在困扰作者的经营问题"，他们是能够从战略和感性两方面出发，解决本质性问题的团队。思考"如何才能将作者的想法传递给读者"是团队的主要工作,为作者的书籍制定在亚马逊平台上的销售战略等策划工作是他们的强项。

◎书籍市场营销的七大魅力

在前面,我曾说过"视频是最强的网络推销员"。按照同样的比喻,也可以说"书籍市场营销是最强大的教育武器"。在这里,教育的对象不仅包括诊所员工,还包括患者和社会上的人们。

在这里,我对书籍市场营销的七大好处做了如下总结。

1. 著书能够为作者添加光环。

2. 书籍中的表达方式成为诊所内的标准表达方式,员工教育变得更容易。

3. 书籍能够发挥共享知识的教科书的功能。

4. 书籍可以用于患者教育,有助于节约咨询所需时间。

5. 有利于促成患者做出接受自费治疗的决定。

6. 书籍将成为在市场营销方面用于诊所宣传的最佳媒体。

7. 通过著书,可以对作者的思想做"盘点"。

◎1. 著书能够为作者添加光环

院长通过出版自己的著作，除了"牙科医师"外，还可以为自己添加"出过书的医生"的光环。作为一位"出过书的医生"，就与"未出过书的医生"形成绝对性的差异化。

在这里添加光环的目的，并不是想要赢得人们的尊敬。只是为了患者在选择就诊的诊所时，让他们认为在我们诊所可以接收到最好的治疗，促成他们做出来我们诊所就诊的决定。光环起到构建诊所和患者之间信赖关系的作用，会让患者相信"由这位医生来治疗，绝对放心"。

这种情况不仅局限于牙科诊所。我认为人们内心的真实想法是**"我真的不知道选择哪一家诊所才好"。**我们投放到网站上的视频，通过书籍市场营销为作者所带来的光环，对犹豫中的患者能够起到路标的作用，帮助他们做出"就选择这家诊所"的决定。

患者来院就诊之前是无法看到院长的"形象"的。患者实际来到诊所，从院长手中接过书籍时，患者就有了针对院长的良好形象的证据，于是，就形成了"那个地方真好"的体验。

如果书籍的内容刚好能够解决患者的烦恼，通过患者的阅读过程，**书籍就能实现在非接诊时间的"教育、宣传、咨询"
功能。**

患者在下次一到诊所，就可能说"我选择这个治疗项
目"。在诊治时间内，患者与诊所员工之间关于重要事项的交
流会变得更加顺畅。

诊所员工可以在诊治时，翻开书籍，使用诊所内统一的表
达方式对患者进行说明。这样可以规避，针对同一件事，不同
员工说法各异的情况的发生。可以说，此时书籍成为"最强
的教育工具"，作者的分身。

在实施书籍市场营销时，我们不要做出书还是不出书的讨
论，需要讨论的是怎样做才能够立足于作者的思想，在最短时
间内取得最佳的品牌营销、经营的效果。

在此，我不推荐几家诊所的院长合作出版一本书的做法。
因为这样做，将书籍变为自己诊所独自使用的教育工具的好处
就会丧失，而且各位院长的想法也难免存在彼此矛盾的地方。
出这样的书与其说是"出版"，不如说类似"刊登"，对社会
上人们的宣传作用会大打折扣。

尽管如此，与不出书相比，还是出书会好一些。如果各位
采取这种"刊登"的方式，我建议各位每年都不间断地以这
种方式出书，以数量取胜。

◎2.　书籍中的表达方式成为诊所内的标准表达方式，员工教育变得更容易

我们经常收到这样的咨询，"我们想在诊所内举办碰头会，但是不知道开会时应该做些什么才好"。院长的书籍能够一直帮我们解决这个问题。

承载着院长的思想的书籍，就是满载诊所最高领导的思想的圣经。

这已经超越了手册的范畴，成了诊所专用的教科书。

在召开碰头会时，员工们可以进行书籍的轮读，彼此交流体会，不断加深对内容的理解。我们还可以以此为契机培养员工读书的习惯。能够领会院长想法的员工，在工作中就会自然而然地模仿院长的思考方式，在应对患者时也能做到轻松自如。

◎3.　书籍能够发挥共享知识的教科书的功能

如上面所说，在诊所开碰头会时，组织员工对书籍进行轮读也是一个书籍的使用方法。如果赋予了书籍教科书的功能，院长不直接给员工们讲课也没有问题。

实际上，在学校里，不论过去还是现在，都不是教科书的

作者，而是事先对教科书的内容和意图已经理解了的教师们在为学生们授课。

好处不只局限于可以让院长更轻松。我们还可以收到这样一个重大的好处。员工在阅读院长的书籍之后又将书中内容传授给其他员工时，有助于其对院长想法的深入理解。在这样的过程中，口腔卫生师可能会发现在诊所内自己平时从事工作以外的工作的价值。就会形成后辈员工崇拜干劲十足的前辈员工的良性循环，有助于提高员工队伍的稳定性。

此外，由于员工是怀有"我正在用院长的书籍学习"的想法，所以，就不会停留在一般性的、走形式的水平。这也可以说是一个好处。

◎4. 书籍可以用于患者教育，有助于节约咨询所需时间

比如，因撰写以"部分正畸"为题的书籍而远近闻名的铃木医生，在为患者做咨询时，就是因为使用自己的书籍，而能在短时间内完成咨询工作。

如果我们采取在 iPad 上播放从市场上购置的动画片或者自己制作的 PPT 文件的方式，患者或许会产生"演示要开始了……"的想法，医生格式化的说明马上就要开始了的感觉。

与此不同，如果我们接受患者咨询时，可以一边说"这个内容写在哪里"，一边将书翻开。然后，我们一边将自己制作的插图展示给患者，一边对患者进行详细说明。如此一来，想必不少患者愿意成为我们的粉丝吧。

患者能够将书籍带回家中放在手边，这也将成为一个亮点。

◎5. 有利于促成患者做出接受自费治疗的决定

如同在前面所说的，已经成为我们粉丝的患者，在第二次来就诊时，就可能将书籍当作商品目录一样说"我选这个"。

在美容院，我们向美发师讲述自己想要的发型时，美发师可能会说"后面的头发剪短 6 毫米可以吗""前面的头发剪短 1 厘米可以吗"，我们会觉得一头雾水。如果有发型目录，我们对发型师说"和这个发型一样就可以"，问题就迎刃而解了。

书籍和网站不同，不是宣传广告，但是我们可以将术前、术后的照片与价格一起表示出来。如果真实病例还太少，我们可以采用插图的形式，这样对患者而言既通俗易懂又具有亲切感。这样的贴心关怀有利于消除患者的不安，对于自费治疗成交率的提升有极大的促进作用。

◎6. 书籍将成为在市场营销方面用于诊所宣传的最佳
媒体

　　我们可以在网站上设置介绍书籍的网页，也可以在诊所内
张贴海报进行书籍的介绍。实施书籍市场营销的场所具有很高
的扩张性，也是书籍市场营销的一个特征。

　　将我们的书籍摆放在纪伊国屋书店[①]、淳久堂书店[②]等全
国连锁书店销售也是可以的。另外，放在亚马逊上销售时，如
果有人在网上搜索医生的名字，亚马逊的网页上可能会出现在
比较靠前的搜索结果中，人们就会了解到原来这位医生还出过
书。如此这般，书籍在品牌营销、广告宣传方面的存在意义无
可限量。

---

　　① 纪伊国屋书店（日文名为"株式会社紀伊國屋書店"）简称纪伊国
屋，是日本最大规模的连锁书店。纪伊国屋创立于 1927 年 1 月 22 日，最初
只在东京新宿有一家店。现在日本国内有 59 家分店，在海外有众多分店。在
日本，纪伊国屋除了书店业务以外，还经营艺术表演活动，拥有自己的音乐
厅、剧场等。
　　② 淳久堂书店（日文名为"株式会社丸善ジュンク堂書店"）是日本
的一家大型连锁书店，创立于 1963 年，在全球开设有多家分店，2001 年开设
了日本当时最大的漫画专卖店——漫画馆三宫驿前店。

◎7.　通过著书，可以对作者的思想做"盘点"

说实话，我认为这一点才是出书的最大好处。

写书的时候，我们需要思考下列的问题：

· 书的读者是谁？

· 我们想要对读者表达什么？

· 目标读者想要了解的内容和我们想要表达的内容是否一致？

然后，我们需要立足于市场营销的视角，"盘点"、表述自己的思想。对于即将开业的医生们来说，这项工作为我们带来思考目标患者的非常宝贵的机会，对于已经开业的医生们来说，这项工作为我们带来重新审视目标患者，取得大量的新发现的机会。

有过这种"盘点"经历的医生们常常会对我说："这种工作是最棒的能够留下记录的'学习讨论会'，具有极高的价值！"我认为这样的感慨可以说是对"盘点"工作的最高评价。

至此，我为各位讲述了实施书籍市场营销战略的好处。

除了已经介绍过的好处外，各位还可以将书籍用于内览会，在诊所博客中对书籍的内容进行介绍。总而言之，书籍的用途可以说是不胜枚举。

◎应该提早着手书籍市场营销

购置医疗器械时，我们提交订单，等待厂家交货即可。相比之下，实施书籍市场营销绝对没有那么简单。恰恰因为不简单，我们在克服重重困难之后获得的书籍才能成为瞬间为我们实现差别化的"院长的分身"。出书是一件"看似不简单，却能带来许多好处"的事情。尽早开始着手这个工作，对我们在经营上实现差别化会产生重大影响。

如果我们不认为书籍市场营销有什么好处，那请各位想象一下，在自己诊所旁边有这样一家诊所开业了，"诊所院长自己出了书，正在利用网站招揽患者，并且构建了招聘专用着陆页，还将视频投放在了网站上"。我认为这家诊所对我们构成了威胁。我们从这个强劲对手感受到的威胁越大，着手实施书籍市场营销的好处就会越多。

书籍市场营销有一个问题，那就是从写书到书籍出版至少需要半年左右的时间，不能速成。另外，即使是通过线上方式与"书写者"进行协商也需要花费时间。"书写者"也会提出需要我们配合解决的问题。所以说，实施书籍市场营销战略的障碍并不小。**即使从将书籍培养成经营者的"最强的左膀右臂"的角度出发**，也可以说尽早动手是有意义的。

有关书籍市场营销，在 APPROCH 网站上的"视频书"中有详细说明，敬请各位阅览。

□书籍市场营销是"最强的教育武器"

□通过著书，可以对作者的思想做"盘点"

□恰恰因为实施书籍市场营销战略的障碍并不小，尽早着手才更有意义

构建多元化的品牌营销体制

在这一章中，我主要针对在市场营销、品牌营销方面具有强有力效果的网站、视频、书籍市场营销进行了说明。

除此之外，具体的宣传手法、广告媒体等，还有许多需要着手的事项，但是这些内容比较专业，所以在这部书中就不做论述了。如果各位想要详细了解这些内容，可以单独向我咨询。

形象和品牌营销虽然不是有形的事物，但确实是存在的。

关于形象重要性的认识，日本相对滞后，但是在美国的总统选举时，即使只是决定佩戴什么领带都会聘用专门的"形象顾问"。这位形象顾问会从战略角度出发提出如何给国民留下好印象、赢得选票的建议。

总统选举需要聘用形象顾问来发挥其专业性，取得树立形象的效果。从这样的现实来看，置身于信息泛滥的时代，作为院长或者理事长，仅凭一个人思考所有经营战略，并付诸实施，那当然是无法做到的。

我们对诊治战略、人事招聘战略、管理战略、市场营销战略、财务战略等多个方面进行综合策划，确立品牌营销战略对于今后的经营来说是必不可少的。为此，拥有一个可以"自始至终"通力合作的伙伴变得非常重要。

□实施品牌营销战略时，需要尽可能寻求可以"自始至终"通力合作的伙伴

第 6 章
管理的本质

欲成为经营者所需要做的心理准备

◎经营的"正确答案"是创造出来的

在这部书的最后一章中，我们一起学习人员管理。一提到人员管理，想必众多人士很自然地想到对自己以外的人的管理。其实，我所说的人员管理也包括对我们自己的管理。而且，人员管理主要应该是对自己的管理。如果我们有这样的认识，就具备了管理好一个组织的基础。

从结论来说，我们可以把**经营概括为"自己向往的状态"，这将成为一个组织判断与行动的指南**。因此，我们成为一名经营者的时候，就得到一个对自己未来的人生进行思考的绝佳机会。

经营的目的因人而异，人们对成功的理解也各不相同。

尽管如此，我感觉**通过销售额、年薪的高低对人进行评价的"偏差值①主义"已经深入人心**。人们很自然地认为销售

---

① 所谓偏差值，是指相对平均值的偏差数值，是日本人对于学生智能、学力的一项计算公式值。偏差值反映的是每个考生在所有考生中的水准排位。在日本，偏差值被视为评价考生学习能力的标准。计算公式为：个人的偏差值＝［（个人成绩－平均成绩）÷标准差］×10+50。通常以 50 为平均值，100 为最高值，25 为最低值。高考考生偏差值在 50 以上的属于较好成绩。偏差值在 60 以上的可以上较好的大学。

额、年薪越高就越优秀、越成功。只要人们有这样的认识，我们就难免常常会与别人作比较，长期受到劣等感的困扰。

成功与否，我们自己来判断。

人们把经营比作"人生的缩影"的原因恰恰就在这里。

在这部书的前言中，我把经营比作旅行。那么，我们如何与人相处，才能一边享受快乐、一边展开经营，抵达理想的彼岸呢？接下来，我会围绕这个问题进行讲解。

◎建议采取"农业式"经营方式

从理想的人与人的相处方法、组织化的理想状态的角度出发，我建议采取让人联想到田园风光的，立足于类似农业生态的经营方式。这不是人与人在战场上进行战斗的方式，是与自然和平相处的方式。

"农业式"经营方式能够为作为经营资源的"人员"带来相当大的恩惠。在提高员工队伍稳定性、人员教育等方面，都会有非常大的好处。

经营者如果采用"农业式"经营方式展开人员管理，员工们或许会很自然地对管理产生兴趣，他们会说"效仿院长教导自己的方式教育后辈"，进而积极主动地付诸行动。员工是院长的镜子。员工们的这种表达是经营者光彩照人的证据。

采取"农业式"思维的最大好处在于大大降低经营者与员工双方的压力。因为我们将主题设定为"培养"，就会用宽容理解的态度看待"正处于成长中的员工"，经营者与员工之间的交流就会发生质的变化。

如果采取"战斗式"经营方式，战斗意味着杀伐，焦躁感就会油然而生，经营者在患者面前斥责员工的情况就可能发生。

另外，针对员工，经营者容易产生"真没用""在战场上就是一锤子买卖""不靠谱"等看法，看到的都是员工的缺点，感到压力越来越大。经营者的这种态度会表现在行动上，员工们会纷纷离职而去。

对于"经营的危机感"，经营者与员工的感受存在差距，而且这种差距无法消除。不可否认，这种差距又会导致对工作的责任心，工作热情上的差距。

如果经营者不能理解这一点，只是抱怨"为什么你们不能体谅我呢"，彼此间交流上的隔阂可能会变得越来越大。

如同"桃栗三年柿八年①"这句话所要表达的那样，要培

---

① "桃栗三年柿八年"是日本诗人、小说家、剧作家武者小路实笃（1885—1976）的著名诗句。这句诗的原意是指桃子、栗子从种下到收获需要三年，柿子从种下到收获需要八年，比喻做什么事情都要花一定的时间才能成功。

养一个人既需要时间又需要营养。我们只要充分做好这样的思想准备，通过管理促成超越预期的成长是完全可能的。

作为经营者，我们如果能够豁达地承认"管理如同经营农业，我们与员工对于工作的认识当然会有差距"，就能以健全的身心持续从事经营活动。

□不从销售偏差值主义的角度，评价自己成功与否

□经营是"人生的缩影"

□未来的管理是"农业式"的

把握"工作方式"的变化

◎一般企业工作环境的变化

说到底，为什么近年来"管理"这个词很流行，被认为是当今社会所需要的呢？

从结论直截了当地说，那就是因为第一线"缺乏人力资源"。不仅是在诊所，即使是在一般企业，如果应聘者摩肩接踵而至，前面有员工刚辞职，后面马上就能招聘到新员工，经营方可能会觉得"不合适的员工辞职也没关系，反正马上就能招到新员工"。

在买方市场的状态下，"管理"这个词从来没有受到过关注。然而，现在牙科诊所处于饱和状态，对于求职者来说牙科行业处于卖方市场的状态，所以员工是能够对"工作方式"进行选择的。

因此，经营方对员工"工作方式"进行变革的必要性越来越强了。

在这里，我来介绍一下在日本"工作方式"改革的动向。

Entrepreneur Spirit

日本有一家名为"味之素公司①"的食品公司，经营方为应对工作环境变革的趋势，从2019年2月中旬开始每天下午4点半准时启动自动化作业模式。

（内容取自刊登于《日本经济新闻》的名为《浓缩成果，浓缩时间》的报道）

2月中旬下午4点30分，结束了一天工作的员工陆陆续续走出味之素总公司。负责食品等的线上销售工作的濑上义人（36岁）先生快步踏上回家之路。晚上，与家人共进晚餐，安顿孩子睡下之后，9点开始工作1小时左右。

在此之前，濑上先生每天工作12小时是家常便饭，每个月要加班接近40小时。如今，每月加班时间不到15小时。经营方为彻底消灭浪费，在市场营销业务的自动化、文件资料的无纸化、视频会议的普及等方面做出了积极的努力。伴随这样的努力，工作时间相比于过去一年缩短了320小时。濑上先生感叹道："我们以往的浪费还是很惊人的。"

公司经营方向员工们宣布："我们会将通过提效获得的利润回馈给广大员工。"经营方履行了承诺，将所有员工的月工

---

① 味之素公司（日文名为"味の素株式会社"）是当今全球十大食品企业之一，是世界上最大的氨基酸供应商之一，产品涉及加工食品、调味料、药品等多个领域。该公司是世界上最早生产味精的企业。

资提高 1 万日元，从 2017 年开始着手工作时间的大幅削减。现在，一天的工作时间是 7 小时 15 分钟，公司 2017 年度①人均工作时间为 1842 小时，比上一年缩短了 74 小时。然而，截至 2018 年 3 月底的 2017 年度集团销售额为 11147 亿日元，比上一年度增加了 2.2%。公司经营方还提出了 2020 年度人均工作时间 7 小时的目标。

日本微软公司开始了周休 3 日的实验。2019 年 8 月，该公司取得员工人均销售额比前年同期增长四成的好成绩。其最大的原因在于，公司虽然增加了员工的休息时间，但是继续贯彻了业绩与工资的联动制度。在当今社会上，和"管理"一样，"生产率"也是一个引人瞩目的关键词。这个事例也可以说是一个提高生产率的好事例。

出处：2019-2-18 2：00《日本经济新闻》电子版《日本经济新闻》主页

《工作方式进化论—席卷职场（一）：浓缩成果，浓缩时间》https://www.nikkei.com/article/DGXMZO41378130W9A210C1SHA000/

---

① 日本的年度与自然年不同，开始于该年 4 月 1 日截止于次年 3 月 31 日。比如，2022 年度就是指 2022 年 4 月 1 日至 2023 年 3 月 31 日的一年时间。

在社会上，除了出现削减工作时间的趋势外，还出现了旨在追求"工作"与"私人生活"平衡的"工作与生活平衡"概念。在此基础上，人们甚至提出了基于"公私融合"的"工作与生活融合"概念，这个概念与一直以来被视为禁忌的"公私混淆"是不同的。或许可以说，远程办公是一种融合的产物，执着于"公与私的界限"的时代已经一去不复返了。

（内容取自刊登于《日本经济新闻》的名为《"公私融合"有道》的报道）

日本的工作方式改革主要侧重于减少加班和增加休假，以纠正以往过度劳动的倾向，确保私人时间。只要在场所和时间方面创造条件，利用工作之余抚育孩子和护理家人是可能的。

有些人认为，相比于明确划分工作与生活的界限，追求"工作与生活平衡"的方式，模糊工作与生活的界限，追求二者充实感的"工作与生活融合"的方式对于提高工作热情更具促进作用。根据人才服务公司——PERSOL 控股公司旗下的 PERSOL 综合研究所的推算，在出于抚育子女、护理家人的原因而无法工作的 705 万人中，在其住所附近如果新建卫星办公室，136 万人可能会参加工作。

<省略中间部分内容>

"公私融合也可以。将一天的工作切割成马赛克状也没有问题"。在日本 IBM 公司有这样的制度，员工除了繁忙时期需要整日出勤以外，其余时期每天出勤两小时即可。负责该公司人事部门工作的山口俊一（57 岁）先生每周只去一两次位于千叶市①的办公室，其余时间均在东京的家里办公。该公司对员工采用的是绩效工资制度，而不是岗位工资制度。按照山口先生的话说就是"公司会根据结果对员工做出评价"。所以，每个员工都在努力寻求更高效的工作方式。

出处：2019-2-20 2:00《日本经济新闻》主页《工作方式进化论—席卷职场（三）："公私融合"有道》

https://www.nikkei.com/article/DGXMZO41460930Z10C19A2SHA000/

在就业、招聘市场上，也出现了变化。企业方面积极推荐多元化的人才录用方针。在这样的形势下，求职者通过搜索大

---

① 日本的东京都市圈包括东京都、神奈川县、千叶县、埼玉县一都三县。千叶县位于东京都市圈的东侧，西北面与东京都和埼玉县相连。千叶市为千叶县政府所在地，是全县政治、经济、文化中心，日本全国第十二个政令指定城市，是一个开放型的国际大都市，拥有雄厚的经济实力。千叶市距离东京 40 公里。该市有人口 977823 人（2022 年 5 月）。

量的信息，相比于寻找终身供职的公司，更注重寻找适合自己的工作岗位。

为此，新毕业生在入职之前就已经开始寻找换工作机会的情况越来越常见，"第二新卒①"的称谓已经为世人接受。企业方面是在做好了新毕业生有可能会辞职的心理准备的基础上开展招聘工作的。

（内容取自刊载于《日本经济新闻》的《入职前就开始考虑换工作——"不惧被抛弃""勇于历练自己"——在稳定与危机中求生存》）

年轻人很早就开始着手跳槽。有些学生甚至刚刚找到一份工作就马上开始寻找下一份工作了。他们这样做，并不只是出于对岗位、工作的不适感。要想获得理想的职业生涯和稳定的生活，不尽早考虑换工作，就会感到不安。寻求换工作的年轻人有一个共同点，就是在内心里都怀有不安。

今年春天即将毕业，已经被某大型贸易公司录用的女大学生（22岁）说："当然要趁自己还是个学生，赶快考虑换工作啊！"她在拿到录用通知后就马上在换工作网站上注册，开始

---

① 在日文中，人们称新毕业生为"新卒"，所以"第二新卒"的字面意思是"第二次新毕业生"，是指工作几年后放弃第一份工作的25岁左右的求职者，这些人处于新毕业生和年纪较大的想更换职业的求职者之间。

寻找下一份工作了。

出处：2019-2-8《日本经济新闻》晚刊，《日本经济新闻》主页 https://www.nikkei.com/nkd/industry/article/? DisplayType=2&nmcode=154&ng=DGKKZO41024580X00C19A2KNTP00

看了上面这些内容，不知各位有什么感想？我认为当下的日本正处于工作方式的变革期。

我们不能认为"那是味之素公司、微软公司之类大企业的事，和自己无关"。这些企业具备足够强大的竞争力。未来，上述大企业如果开始着手新的项目，打出"招聘口腔卫生师"的广告，会怎么样？我认为，未来，跨行业合作将会成为标配，这样的情况是完全可能出现的。

提到工作环境的改革，那就一定要为各位介绍一下对正式员工制度实施改革的百利达公司（TANITA）[①]。

百利达公司为了提高员工的工作热情，没有对社会上流行的"副业制度的引进与否"的话题加以讨论，而是对"正式

---

① 百利达公司（TANITA）（日文名为"株式会社タニタ"）成立于1923年，是日本体重秤行业的龙头企业，已有近60年的制秤历史。其体重秤、体脂肪秤产品在日本国内市场占有高达60%的份额，在国际市场上也享有极高声誉。该公司于1992年推出了世界上第一台体脂肪秤。

员工"这一概念做出了调整。该公司竟然推出了令人瞠目的措施，即先让正式员工辞职，使其变身个体户，然后与该员工重新签订业务委托合同（请参照下页图）。

从百利达公司的事例来看，在社会上，"个体的专业化"趋势越来越强，崭新的劳资关系正在显现。

我坚信：一个"个人"不从属于任何"岗位"和"公司"，而是作为专业人士策划项目，组织项目团队的方式，将会作为未来崭新的经营方式不断得到推广普及。

☐ 日本正处于工作方式、就业环境的变革期
☐ 在社会上，"个体的专业化"趋势越来越强

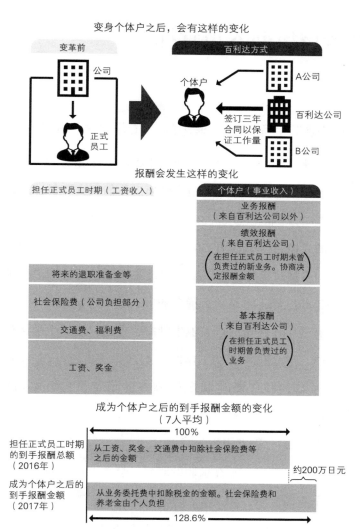

变身个体户之后，会有这样的变化

变革前　　　　　　　　百利达方式

公司　　　　个体户　　　A公司

正式员工　　　　　　　百利达公司

签订三年合同以保证工作量　　B公司

报酬会发生这样的变化

担任正式员工时期（工资收入）　　　个体户（事业收入）

业务报酬
（来自百利达公司以外）

绩效报酬
（来自百利达公司）
（在担任正式员工时期未曾负责过的新业务。协商决定报酬金额）

将来的退职准备金等

社会保险费（公司负担部分）

交通费、福利费

工资、奖金

基本报酬
（来自百利达公司）
（在担任正式员工时期曾负责过的业务）

成为个体户之后的到手报酬金额的变化
（7人平均）

100%

担任正式员工时期的到手报酬总额
（2016年）
从工资、奖金、交通费中扣除社会保险费等之后的金额

约200万日元

成为个体户之后的到手报酬金额
（2017年）
从业务委托费中扣除税金的金额。社会保险费和养老金由个人负担

128.6%

出处：刊载于 2020-4-7《日本经济新闻》早刊的《何谓正式员工（之一）："勇于做出辞去正式员工身份的抉择"——百利达公司的选择，变员工为个体户，始终关注自己的市场价值》

百利达公司用人制度的变革

Entrepreneur Spirit

牙科诊所的人员管理

◎对口腔卫生师而言，理想的"工作方式"是什么？

接下来，我们一起思考口腔卫生师的"工作方式"。

我查看了一下有关口腔卫生师换工作的调查资料，发现口腔卫生师的就业率为 68.3%，在职口腔卫生师中竟有高达 70.2%的人换过工作。在 20 岁至 29 岁的口腔卫生师中，有 40.7%的人换过工作。可以说，与过去不同，对口腔卫生师而言，换工作已经不再是什么稀奇的事。

在有换工作经历的口腔卫生师中，重返口腔卫生师岗位的占 83.6%，希望能够长期工作的占 49.9% [出处:《基于口腔卫生师及口腔技工就业状况等调查的稳定供应方略研究》（H29-医疗-一般-003）平成二十九至三十年度（2017 至 2018 年度）综合研究报告]。

那么，口腔卫生师在求职的时候，会关注什么呢？

如下页图所示，80%以上的求职者会关注"工作时间"和"与同事的人际关系"。尤其是"与同事的人际关系"，人们不实际入职工作，是无法了解的。有一点需要引起我们的重视。如果诊所里出现喜欢欺负同事的女性老员工，我们放任不管的

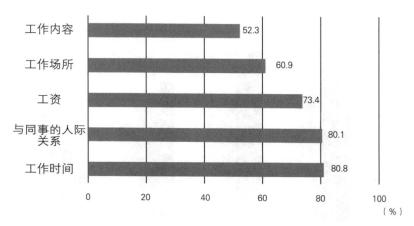

出处：厚生劳动科学研究经费扶持项目——地区医疗基础开发与推进研究项目
平成二十九至三十年度（2017 至 2018 年度）综合研究报告——《基于口腔卫
生师及口腔技工就业状况等调查的稳定供应方略研究》(H29-医疗-一般-003)。
研究项目牵头人：须田英明。发表日期：平成三十一（2019）年 3 月
就业时关注的事项

话，很可能会造成新员工的不断离职。

根据年龄层不同，想要从事的工种大相径庭。在 20 岁至
29 岁、30 岁至 39 岁人群中，想要从事牙周护理、口腔护理的
人比较多。

在有换工作经历的 373 人中，重新回归口腔卫生师岗位的
占总数的 83.6%（312 名）。在这些重新回归口腔卫生师岗位
的人群中，作为求职信息来源使用最多的是公共职业介绍所，
比率达到了 63.1%。利用互联网招聘网站和通过熟人介绍的比
率也比较高。

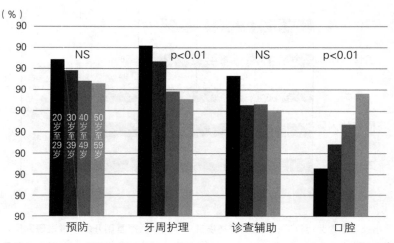

出处：厚生劳动科学研究经费扶持项目—地区医疗基础开发与推进研究项目平成二十九至三十年度（2017 至 2018 年度）综合研究报告——《基于口腔卫生师及口腔技工就业状况等调查的稳定供应方略研究》（H29-医疗-一般-003）。研究项目牵头人：须田英明。发表日期：平成三十一（2019）年 3 月

各年龄层人群想要从事工种的调查结果

下面两段为调查报告中的内容。

作为再就业时利用的信息来源，各个年龄层利用公共职业介绍所（Hello-Work）① 的比率都非常高，年纪较轻的 20 岁至 29 岁、30 岁至 39 岁人群的互联网招聘网站使用比率也很

————————

① 公共职业介绍所（Hello-Work）的日文名为"公共職業安定所"，"Hello-Work"是人们对它的爱称。公共职业介绍所是由日本厚生劳动省运营的公共职业介绍机构，在全国各地设有 500 多家分支机构，免费为企业、求职者提供职业介绍服务，对于日本国内就业的稳定发挥着极为重要的作用。

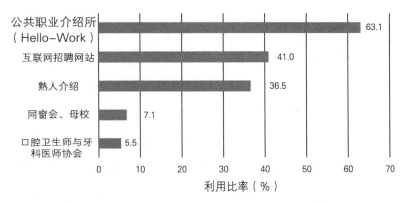

出处：厚生劳动科学研究经费扶持项目—地区医疗基础开发与推进研究项目平成二十九至三十年度（2017 至 2018 年度）综合研究报告——《基于口腔卫生师及口腔技工就业状况等调查的稳定供应方略研究》（H29 – 医疗 – 一般 – 003）。研究项目牵头人：须田英明。发表日期：平成三十一（2019）年 3 月

再就业时利用过的信息来源

高。未来，诊所想要留住员工，需要提高投放在招聘网站上的招聘信息的品质。

　　能够为员工提供"参加培训会的机会"的诊所更加受到求职者的欢迎。这一点极其耐人寻味。口腔卫生师，作为一名牙科医疗专职人员，追踪牙科保健医疗信息的动向，努力提高自己是必做的功课。

　　所以调查报告的作者在报告中强调，诊所方面要想改善工作环境，就必须为员工提供"提高自己的机会"。

　　在此，我将聘用口腔卫生师时需要注意的要点做如下总结。

　　我们在"构建注重工作时间、人际关系、工资待遇的工作

环境，构建能够提供牙科疾病预防、牙周病治疗服务的工作环境"方面的努力有利于招聘工作的完成。我们在构筑了工作环境之后，采取在第五章践行品牌营销中介绍的方法开展宣传工作，就可以"吸引互联网用户，将自己置身于有利的位置"。从统计数据来看，利用公共职业介绍所的求职者比较多，这也意味着竞争对手诊所的数量众多。我们需要注意到，要想实现差异化，仅仅依靠公共职业介绍所开展招聘工作是远远不够的。

话说回来，统计数字毕竟只是统计结果而已。即使不同的求职者想要从事的工种相同，他们的动机是各不相同的。在面试时，在平时的交流过程中，我们"能否捕捉到这个动机"具有非常重要的意义。平时如果我们能够关注这一点，与对方进行交流，就会逐渐对对方产生兴趣。这有利于形成人际关系良好的工作环境。

◎招聘、教育也是考验专业性的重要领域

在未来的招聘与教育工作中，我们要想维持稳定的人员构成，就不能有"有人辞职了没关系，再招一个就可以"的想法。在第五章讲解市场营销时，我曾经提到，对管理而言"防守、扩张"姿态是个重点。什么都不做并不等同于维持现状，而是会导致"倒退"。

在一般企业里，"人事部"负责招聘、教育工作。任何一家企业都设有负责招聘、教育的专属部门，那是因为招聘、教育工作是具有专业性的，对经营而言具有不可或缺的重要性。经营诊所时，这些工作由院长一个人来完成的思维根深蒂固。因为难以保证有足够的时间去思考招聘措施，所以陷入举步维艰的状态也是难以避免的。

实际上，我们平时收到最多的咨询，一个是关于市场营销战略的咨询，一个就是关于"员工招聘、教育"的咨询。

例如，我们曾经收到来自一家位于大阪某车站附近的诊所的委托。这是一家利用出租铺面开展经营活动的诊所。诊所方面要求我们更换登载在招聘网站上的文案和照片。我们更换文案和照片的第二天，就有人来诊所应聘，诊所方面也成功地录用了新员工。我们事先并没有设定在如此短的时间内完成招聘任务的目标，从结果而言，我们取得了巨大胜利。这可以说是个比较极端的例子。我们如何策划文案，才能打动求职者呢？我们需要有这样的认识，招聘是个既需要人事方面的知识，又需要时间的工作。

□ 未来，牙科行业以外的企业也可能与我们形成竞争关系
□ 对招聘工作而言，市场营销也重要，目标也重要

组织的行为准则——"信条"

◎如何做到经营者与员工的同心同德？

前面，我为各位讲述了"为什么需要实施管理的理由"。如果我们采取"人手不够了，就补充"的战斗式经营方式，即使招聘到了员工，除非新员工是位坚强的战士，否则很容易离职而去（脱离战线）。对于这一点，想必各位不难想象。

如果我们确定不采用战斗式经营方式而是采用农业式经营方式，那么接下来，我们需要实现经营者与员工的同心同德。我们怎样才能做到呢？一个方法就是树立组织的"信条"，这个信条可以说是组织的指南针。

所谓信条所表达的是企业在经营过程中所秉承的一种信仰。强生公司、丽思卡尔顿酒店集团就拥有非常好的信条。

比如，在以高档酒店闻名的丽思卡尔顿酒店，如果顾客遗忘了老花眼镜、资料，员工可以无须上司许可乘坐新干线将遗失物品交还顾客。

为什么丽思卡尔顿酒店集团允许员工这样做，那是因为该公司秉承的信条是"为顾客提供最好的服务"。

该公司信条的本质在于公司"为恪守信条，已经事先将无须上司许可即可采取行动的权限，以及这种行动所需预算进行了分配"。

◎信条促进员工思维、行动的转变

那么，在诊所里，经营者如果"事先将无须上司许可即可采取行动的权限，以及这种行动所需预算进行了分配"，会发生什么样的事呢？在这里，我给各位介绍一个让作为我的客户的某诊所理事长和患者都感到满意的事例。

我和某诊所理事长商定"每个月给负责接待的前台员工 1 万日元的预算"。

理事长负责向前台员工传达我们的决定——"我每个月给你 1 万日元，只要是你认为对患者有好处的事，尽管用这些钱"。

一个月以后的某日，理事长接待一个复诊患者时，这位患者突然致谢道："太谢谢您了！实在是帮了我大忙了！"

理事长一头雾水地想："是治疗的事吗？帮忙是怎么回事？"患者接着说："那天，那位年轻人给了我一把雨伞，真是个懂事的好孩子！"对负责接待工作的员工进行了表扬。

后来，理事长找来那位前台员工，才明白当天发生了什么。原来，那天天气预报说下午可能会下雨，前台员工担心下午来就诊的患者如果来时没有带伞，离开诊所时会被雨淋，就事先从便利店买了 5 把雨伞放在诊所里准备借给未带伞的患者使用。对那位前台员工的这种行为，理事长感到极为欣慰的同时，也深刻地认识到："这些年轻人潜能的发挥程度是由我决定的呀！"

从那以后，那位前台员工自觉行动起来，为营造良好的接待室内环境，主动将一直放置不管的破损海报修补好，又在下一个月买来了精美的镜框将海报装入其中。该员工把接待室整顿完毕后，又开始为顾客准备诊所内销售商品用的包装袋，总之一直都有新的动作。

那位前台员工通过对"做对患者有益的事"这样的信条的共享，自发地养成了思考"怎样做才有改善"的习惯。

当初理事长虽然嘴上说每个月给那位前台员工 1 万日元，任凭其使用，内心里却认为该员工只会做被派到的工作，绝不会主动做什么。这次，理事长自己也受到了教育，发生了积极的思想转变。

在这家诊所，最令我感到变化的是那位前台员工接待患者时展现的发自内心的、自然的笑容。我们虽然置身于追求工作方式、工作环境变革的时代，对于工作激情的追求，对于发自内心的喜悦感的追求从来没有改变过。

如同在这个事例中看到的，我们引导员工对"做对患者有益的事"进行思考，可以说是培养独当一面员工的一个重要的方法。

□信条是一个组织的信仰

□信条孕育我们向往的经营

□只有让所有员工领悟信条的含义，才能做到信条的深入人心

□伴随信条的深入人心，员工就会按照组织的期待行动起来

从招聘考试就开始强调信条的统一

对于诊所信条的共享，不应该在员工入职之后，而应该从招聘考试阶段就开始。换言之，我们需要从招聘考试阶段就开始品牌营销。下面，我给各位介绍两家企业的招聘考试内容。

◎例1 微软公司的招聘考试

（提问）

为什么井盖不是方形的，而是圆形的？

微软公司以"为帮助公司全球客户实现其潜能而努力奋斗"作为公司的理念。

微软公司在工作方式改革方面的努力，珍视顾客、员工的姿态受到广泛好评。因此，该公司曾荣获厚生劳动大臣的"熠熠生辉远程办公奖"优秀奖，还在截至 2016 年连续十年蝉联"最适宜工作的公司"排行榜第一名。

微软公司为广大员工树立了以下六种价值观：

Integrity and Honesty——正直、诚实

Open and Respectful——公开交流，尊重他人

Big Challenges——勇于迎接挑战，坚持不懈

Passion——对客户、合作伙伴和技术充满激情

Accountable——信守承诺，对结果负责

Self-Critical——善于自我批评和自我改进

六种价值观都具有高度的抽象性，对人们的想象力形成一定的考验。所以，在招聘考试时，微软公司会提出许多考验思维能力的问题，而不是一般的计算问题。

（上面问题的回答实例：如果井盖是方形的，井盖被盖歪的时候，就存在坠入井中的可能性。）

◎例2　谷歌（Google）公司的招聘考试

（提问）

你和一位邻居在同一天、同一地点将各自的闲置品拿去售卖。有一件商品，你确信可以以 100 美元的价格卖掉。

然而，这位邻居也要售卖完全相同的商品。据他说他定的

售价是 40 美元。

你并没有要和这位邻居搞好关系的打算，此时你会怎样做呢？

关于构成谷歌公司理念的"十大真理"，在各种各样的书籍中都可以看到，想必了解的人士非常多。与刚刚介绍过的微软公司的理念一样，我们在制定信条时可以用来借鉴。在这里，我仅将"十大真理"列出，对逐条解释做省略处理：

1. 以用户为中心，其他一切水到渠成。
2. 最好的方式是将一件事情做到极致。
3. 快比慢好。
4. 网络需要民主的作风。
5. 不坐在台式机前也能获得所需的答案。
6. 不做坏事也能赚钱。
7. 信息始终在不断地累加。
8. 对信息的需求超越了国界。
9. 没有西装也可以认真工作。
10. 没有最好，只有更好。

　　"十大真理"洋溢着谷歌公司的各种价值观，其中通过第9条，我感受到该公司想要向员工强烈传递的信息。

　　下面我摘取关于第9条的解说文章的一部分，与各位共享。

　　谷歌公司深深地信赖广大员工。谷歌公司的员工们虽然各自的背景不同，但都能满怀热情，有个性地投入到工作、娱乐、日常生活之中。在宽松的氛围中，人们在咖啡厅、团队碰头会、健身房中一旦产生了新想法，立刻就会展开讨论，开始试错，把想法变为有形的事物。这样的想法或许会成为面向全世界展开的新项目的起点。

　　我感到"公司寄予员工们的期待，公司的前进方向"都浓缩在这样的描述之中。

　　"不被已有的概念所束缚，勇于挑战新事物"的思维在谷歌公司的招聘考试的题目中已经体现出来。从这种不是形式性的计算问题，而是"怎样应对为佳"的问题中，我感受到了谷歌公司独有的"特色"。

　　（上面问题的回答实例：以40美元的价格收购邻居的商品，然后以100美元的价格出售。）

怎么样？

每家公司都各具"特色"，都会令我们产生一种"看似有趣"的印象。

实际上，这样的印象就是企业所实施的"品牌营销"的产物。

根据企业方面对经营的策划，员工教育从招聘考试阶段就已经开始。求职者在参加考试时，可以了解企业方面的人才需求，企业方面也可以对求职者与企业的人才需求是否匹配做出判断。通过这样的做法，企业方面可以大幅减少聘用后才发现人才不匹配问题发生的可能性。

□企业的品牌营销与员工教育从招聘考试阶段就已经开始

能够提高满意度的定期碰头会
（人员×时间的管理）

◎ 想象一下出现竞争对手时的情形

要说在开业前我们就可以着手的人员管理，我向各位推荐举办定期碰头会。

"有闲工夫开碰头会，还不如用于诊治工作。"

"有开早会①的时间，还不如打扫卫生。"

我们的时间是有限的，加之面向无加班社会的变革正如火如荼，我们有上述想法也在情理之中。

可是，请各位考虑一下。假设在我们诊所的马路正对面又开了一家新诊所。

那家诊所的经营者在每周最后一个工作日，为举办碰头会而提前结束工作。

碰头会上的讨论内容如下：

---

① 日文写作"朝礼"，是指企业、机构早上工作开始之前举行的碰头会。目的是对当天工作的注意事项、目标、安全事宜等进行确认。一般而言，早会要求当班人员必须全体参加。在日本，一般企业、机构都有举办早会的习惯。

·全体人员共同确定下一周向来院患者推荐治疗建议的人选及推荐方式

·对繁忙时段的操作方法进行确认

·确认因患者临时取消就诊预约而产生空闲时间时的工作内容

·讨论相关员工的主管患者维系现状及未来行动方式，以解除员工的烦恼

·对诊所销售额与销售目标达成状况进行确认（包括未来的经营方针）

·举办学习会，一起学习可在工作中应用的思考方法

·对技术培训活动进行规划

那么，拿出"时间"定期举办碰头会的新诊所和不举办碰头会的诊所，哪个能够赢得更高的患者满意度和员工满意度呢？

如果定期举办碰头会的新诊所还确定了"每年投资 300 万日元用于员工教育"的经营方针，那些认为"有闲工夫开碰头会，还不如用于诊治工作"的诊所会逐渐被边缘化。

◎举办碰头会容易流于形式

如果是在开业之前，我建议各位每月举行一次定期碰头

会。在会上，我们可以将诊所项目的进展情况、已经确定的工资体系、福利待遇等信息传达给员工们，也可以对寻找土地、铺面工作的进展情况以及员工们的近况进行确认，还可以培训、教育员工，让员工参加接待患者、医疗技能方面的练习活动。

定期碰头会的举办本身变成最终目的，流于形式的情况司空见惯。伴随举办次数的增加，参加碰头会的员工们会渐渐地产生厌烦的感觉。

我们特意为举办碰头会而腾出时间，碰头会若是流于形式的话，那还不如不办好。

那么，我们要想定期举办有效果的碰头会，让碰头会成为诊所工作的一个组成部分，应该抓住哪些重点呢？

重点有两个，即"目的的共享"和"事先准备"。俗话说**"成功的八成靠准备"**。所以，我们除了必须保证召开碰头会所需要的时间以外，还要思考碰头会上讨论各项问题时所需要准备的具体时间。

不仅限于举办碰头会，在举行早会、晚会①、招聘面试

---

① 日文写作"終礼"，是指企业、机构在一天工作结束之后举行的碰头会。目的在于对当天工作进行总结。晚会结束之后，员工才算正式下班。晚会并不要求全体当班人员必须参加，有的企业、机构甚至没有举办晚会的习惯。

时，我们也需要事先做好准备工作。我们一旦养成事先做准备的习惯，就再也不会退回不做准备就鲁莽行事的状态了。那是因为，如果不做好准备就行动，我们心里就会感到极其不安。

如果一个组织的最高领导注重准备工作，这种态度会在平时与员工交流过程中表现出来，进而感染员工，有利于诊所内部优良风气的形成。

一旦注重事先准备的风气植根于某个组织，这个组织就从一个"落后被动"的组织，变成一个"先发制人"的组织。过去，员工们总是犹豫："今天做什么呢？"现在，员工们则是对自己说："今天就做这个，明天就做这个。"也就是说，员工们思考问题时的姿态由被动转为积极。

如果我们养成先发制人（做好准备）的习惯，即使形势未按预期发展，我们也可以在接下来的准备工作中运用资源进行改善。我们有先发制人的习惯，还可以在与人沟通时缓解压力。

◎举办碰头会的真正目的是什么？

我们在形成定期举办碰头会的习惯之后，就可以与员工围绕销售额的进展状况、目标达成方法进行讨论，以数字的形式统一员工的意识。

于是，我们就可以与员工针对在哪个方面还有多少不足之类的具体信息进行共享，掌握达成与否的信息。这样，诊所作为一个组织的成熟度也就得到提升。

如此这般，数字可以说是一个跨越性别、跨越年龄层的通用尺度，一个用于衡量事物的方便的工具。

举行碰头会的是人，设定目标的也是人，追踪目标的还是人。如果碰头会的目的变成数字，即变成"完成销售目标"，那么达不成数字可能被视为邪恶，达成数字被视为正义，就会形成错误的风气。这正是不折不扣的"销售额偏差值主义的思维"。

此时，我们一定要回想一下"我们举办碰头会的目的"，也就是回归目标意识。

在前面，我曾说过，对于诊所信条的共享应该从招聘考试阶段开始。对于举办碰头会来说，道理也是一样的。如果我们站在"员工们也是想通过工作让自己的人生变得更充实"的立场上进行思考，就会明白什么才是碰头会应有的状态。

在员工未达成数字目标时，我们就不会用"练习不够""缺乏学习"之类的表达一边倒地否定员工们的努力，而是针对难点问题与他们共同烦恼，共同思考，关注他们的成长。

我们就不会责备他们"为什么做不到"，而是和他们共同思考"应该怎样做"。

如此，如果我们关注员工们的成长，员工们就不会产生自己被人当作"棋子"任人摆布的感觉。他们就会真实地感受到"自己的人格受到了尊重"，在举行碰头会时也就不会感到失落了。

这种诊所最高领导的态度会左右诊所内部的风气，员工在培养后辈时，道理也是一样的。前辈员工会以院长对待自己的方式去对待自己的后辈员工。

◎诊所内碰头会的多样化 ［时间×物资（技术）］

通过线上的形式举办碰头会，也是值得推荐的。届时，没有个人电脑的员工可以使用智能手机参加线上碰头会。定期尝试远程办公也是有好处的。

比如，我们可以在隔周的周五下午举办线上会议。

我们引入线上会议的方式，可以为将来在线医疗的普及提前做好准备，也可以为我们未来组建分院时，员工们能够在线上顺利地展开交流做预演。

在线上会议上，我们可以让员工做课题演示。现在的线上会议系统都具有视频功能，这样的演示内容可以作为日后新员工学习会的资料使用，可以让新员工在阅览之后提交感想。这样，我们可以将诊所的活动记录下来。后辈员工在接受岗位教育时，可以一边看视频一边自学，无须前辈员工亲自指导。

做演示对我们掌握的知识具有刷新、整理的作用。经过这样的演示，员工在与患者的交流过程中会变得越来越自信。

如果想要在市场营销方面对演示视频加以利用，我们可以在对视频进行整理的基础上，将演示视频投放到网站、SNS上。演示视频作为诊所的宣传工具可以大显神通。

"自己好像脱离了社会，感到很孤独！"我们经常可以听到来自正在休产假的员工的这样的烦恼。我们可以邀请这样的员工参加诊所的线上会议。这样既可以缓解她们的孤独感，又可以避免在知识方面产生空白，有利于她们日后放心地回归工作岗位。

□成功的八成靠准备

□以先发制人的思维树立风气

□未来，线上会议将大显神威

至关重要的是"自我管理"

◎ 最终必然抵达"自己的理想状态"

在这一章里，我针对欲成为经营者所需的心理准备、以"人员""物资"为中心的管理进行了说明。

想必各位读到这里，对于五大经营资源运用的整体印象已经有了深刻的理解。在经营行为中，五大经营资源的管理彼此紧密地联系在一起。为实现我们自己所想象的经营，"人员"的运用与培养不可或缺。这样的成果会体现在所有的经营资源上，形成正螺旋，为经营带来新的成长。

如果我们把五大经营资源的管理做到了极致，最终就一定能够抵达"自己理想的状态"。

我们只有通过做"自己到底想要做什么"的思考，才能描绘出愿景，感受到经营的意义。

我们已经来到有关管理内容的最后章节，在这里，我想把描绘愿景的思考法推荐给各位。这是一种将"起承转结"的顺序调转过来的"先结"思考法。

这种思考法是一种先提出结论的方法。比如，我们可以对未来理想的自己做出"五年以后，我变成这样"的决定。请注意，不是做"要是能变成这样就好了"的期待，而是做决定。这一点非常重要。

我们的理想既可以是"改变优柔寡断的作风"，也可以是年销售额目标。于是，我们就会产生"要想变成这样，现在要做这个"的想法进而采取行动。行动叠加的过程，即是人的成长过程。原本认为五年后才能实现的"结果"在一年后就实现的情况也是可能的。

将"先结"思考法运用于诊所经营时，我们先做出"自己的诊所变成这样"的决定，就会产生"现在必须采取这样的行动"的想法，也就是说从资源配置的角度需要采取行动的优先顺序就会变得明确。

◎ 终极的管理就是"承上启下"

作为以人员管理为主题的第六章内容的总结，我认为，如果终极的营销是"不做推销"，那么终极的管理就是"无需自己"。

我们培养员工，然后这些员工再去培养后辈员工的风气逐渐形成，这就构成品牌营销。

人是看着前辈的背影成长的。如果我们能够让新员工树立以前辈为榜样的具体的成长目标，我觉得这真的是件幸福的事。

　而且，前辈作为"先来到诊所工作的人"，能够以"希望自己超越前辈，希望后辈超越自己"的承上启下的心态与其他员工相处，就能构建良性循环。

□人员管理的起点在于"自我管理"
□终极的管理就是"无需自己"

后　记

感谢各位一直阅读到这部书的最后部分!

各位读者感受到自己从"开业＝开设诊所"到"开业就是创业，经营活动的开始"的认知转变了吗?

如果感受到了，请各位一定要回归管理框架，面对"自己想做的事"进行思考，这里是经营的起跑线。

经营在学问上经常被说得很难，但归根结底，"想做什么""想怎样做"才是原点。

"自己出于什么原因当上了牙科医师?"

"自己为什么想要开办诊所?"

我们通过这样向自己发问，可以让自己重新审视现在的自己是否真的适合开业经营。

已故的野村克也①先生曾经留下这样的名言——"遭遇困

---

①　野村克也（1935 年 6 月 29 日—2020 年 2 月 11 日），出生于京都府，是日本棒球界的传奇人物。作为球员，曾先后效力于南海鹰队、罗德猎户星队、西武狮队，主要担任捕手，于 1965 年获得日本职棒太平洋联盟打击三冠王。退役后曾担任养乐多燕子队、阪神虎队、东北乐天金鹰队总教练。1990年出任养乐多燕子队总教练，提出重视数据的"ID 棒球"，取得 4 次中央联盟冠军与 3 次日本第一的辉煌成绩。

难、犹豫不决的时候，请回归原点"。

遇到问题的时候，请各位一定尝试回归只属于您自己的原点。

此次，我有幸获得出书的机会，在此对菅先生所率领的"项目团队"，以及"跨媒体集团（Crossmedia Group）"的各位表示衷心的感谢！正是因为有缘与各位相识，我才获得了写书的勇气，最终使这部书得以问世。

此外，我还要对于在写书过程中，给予我巨大帮助的牙科医师、口腔技工、口腔卫生师，以及积极投身于社会变革的获原先生表示感谢！

在此，我想特别对位于神栖市①的新扇牙科医院的铃木医生表达感激之情。我曾经向各位介绍过，至今为止我所访问过的牙科诊所已超过 3000 家，而新扇牙科医院是我访问的第一家诊所。我当时刚刚步入社会，完全没有任何牙科知识。尽管如此，铃木医生把我当成自己儿子一样看待，对我进行了耐心、严格的指导。这样的经历构成了现在我的"承上启下"思维的原点。铃木医生对我而言如同"牙科行业之母"一般的存在。

---

① 神栖市是位于日本茨城县最东南端的小型城市。该市于 2005 年 8 月 1 日，由鹿岛郡神栖町与相邻的波崎町合并而成。人口为 95435 人（2020 年 5 月）。该市与东京相距 100 多公里。

　　我认为，未来"个体的专业化"将成为时代的主流。这与以往的主流——"组织化"不属于同一维度，各种各样的"业已实现专业化的个体"齐聚到一个项目之中，组建团队，创造出成果。想必今后，这种方式将会越来越普及。

　　在这里，我由衷地祝愿各位弘扬"企业家精神（Entrepreneur Spirit）"，在诊所经营事业上取得辉煌的业绩。

中村浩介

APPROACH 株式会社

https://approach-conductor.com/

在第五章曾提及的视频书

https://approach-scribe.com/

关于"服务的细节丛书"介绍：

东方出版社从 2012 年开始关注餐饮、零售、酒店业等服务行业的升级转型，为此从日本陆续引进了一套"服务的细节"丛书，是东方出版社"双百工程"出版战略之一，专门为中国服务业产业升级、转型提供思想武器。

所谓"双百工程"，是指东方出版社计划用 5 年时间，陆续从日本引进并出版在制造行业独领风骚、服务业有口皆碑的系列书籍各 100 种，以服务中国的经济转型升级。我们命名为"精益制造"和"服务的细节"两大系列。

我们的出版愿景："通过东方出版社'双百工程'的陆续出版，哪怕我们学到日本经验的一半，中国产业实力都会大大增强！"

到目前为止"服务的细节"系列已经出版 135 本，涵盖零售业、餐饮业、酒店业、医疗服务业、服装业等。

更多酒店业书籍请扫二维码

了解餐饮业书籍请扫二维码

了解零售业书籍请扫二维码

"服务的细节" 系列

书　　名	ISBN	定　价
服务的细节：卖得好的陈列	978-7-5060-4248-2	26 元
服务的细节：为何顾客会在店里生气	978-7-5060-4249-9	26 元
服务的细节：完全餐饮店	978-7-5060-4270-3	32 元
服务的细节：完全商品陈列 115 例	978-7-5060-4302-1	30 元
服务的细节：让顾客爱上店铺 1——东急手创馆	978-7-5060-4408-0	29 元
服务的细节：如何让顾客的不满产生利润	978-7-5060-4620-6	29 元
服务的细节：新川服务圣经	978-7-5060-4613-8	23 元
服务的细节：让顾客爱上店铺 2——三宅一生	978-7-5060-4888-0	28 元
服务的细节 009：摸过顾客的脚，才能卖对鞋	978-7-5060-6494-1	22 元
服务的细节 010：繁荣店的问卷调查术	978-7-5060-6580-1	26 元
服务的细节 011：菜鸟餐饮店 30 天繁荣记	978-7-5060-6593-1	28 元
服务的细节 012：最勾引顾客的招牌	978-7-5060-6592-4	36 元
服务的细节 013：会切西红柿，就能做餐饮	978-7-5060-6812-3	28 元
服务的细节 014：制造型零售业——7-ELEVEn 的服务升级	978-7-5060-6995-3	38 元
服务的细节 015：店铺防盗	978-7-5060-7148-2	28 元
服务的细节 016：中小企业自媒体集客术	978-7-5060-7207-6	36 元
服务的细节 017：敢挑选顾客的店铺才能赚钱	978-7-5060-7213-7	32 元
服务的细节 018：餐饮店投诉应对术	978-7-5060-7530-5	28 元
服务的细节 019：大数据时代的社区小店	978-7-5060-7734-7	28 元
服务的细节 020：线下体验店	978-7-5060-7751-4	32 元
服务的细节 021：医患纠纷解决术	978-7-5060-7757-6	38 元
服务的细节 022：迪士尼店长心法	978-7-5060-7818-4	28 元
服务的细节 023：女装经营圣经	978-7-5060-7996-9	36 元
服务的细节 024：医师接诊艺术	978-7-5060-8156-6	36 元
服务的细节 025：超人气餐饮店促销大全	978-7-5060-8221-1	46.8 元

书　名	ISBN	定　价
服务的细节 026：服务的初心	978-7-5060-8219-8	39.8 元
服务的细节 027：最强导购成交术	978-7-5060-8220-4	36 元
服务的细节 028：帝国酒店　恰到好处的服务	978-7-5060-8228-0	33 元
服务的细节 029：餐饮店长如何带队伍	978-7-5060-8239-6	36 元
服务的细节 030：漫画餐饮店经营	978-7-5060-8401-7	36 元
服务的细节 031：店铺服务体验师报告	978-7-5060-8393-5	38 元
服务的细节 032：餐饮店超低风险运营策略	978-7-5060-8372-0	42 元
服务的细节 033：零售现场力	978-7-5060-8502-1	38 元
服务的细节 034：别人家的店为什么卖得好	978-7-5060-8669-1	38 元
服务的细节 035：顶级销售员做单训练	978-7-5060-8889-3	38 元
服务的细节 036：店长手绘　POP 引流术	978-7-5060-8888-6	39.8 元
服务的细节 037：不懂大数据，怎么做餐饮？	978-7-5060-9026-1	38 元
服务的细节 038：零售店长就该这么干	978-7-5060-9049-0	38 元
服务的细节 039：生鲜超市工作手册蔬果篇	978-7-5060-9050-6	38 元
服务的细节 040：生鲜超市工作手册肉禽篇	978-7-5060-9051-3	38 元
服务的细节 041：生鲜超市工作手册水产篇	978-7-5060-9054-4	38 元
服务的细节 042：生鲜超市工作手册日配篇	978-7-5060-9052-0	38 元
服务的细节 043：生鲜超市工作手册之副食调料篇	978-7-5060-9056-8	48 元
服务的细节 044：生鲜超市工作手册之 POP 篇	978-7-5060-9055-1	38 元
服务的细节 045：日本新干线 7 分钟清扫奇迹	978-7-5060-9149-7	39.8 元
服务的细节 046：像顾客一样思考	978-7-5060-9223-4	38 元
服务的细节 047：好服务是设计出来的	978-7-5060-9222-7	38 元
服务的细节 048：让头回客成为回头客	978-7-5060-9221-0	38 元
服务的细节 049：餐饮连锁这样做	978-7-5060-9224-1	39 元
服务的细节 050：养老院长的 12 堂管理辅导课	978-7-5060-9241-8	39.8 元
服务的细节 051：大数据时代的医疗革命	978-7-5060-9242-5	38 元
服务的细节 052：如何战胜竞争店	978-7-5060-9243-2	38 元
服务的细节 053：这样打造一流卖场	978-7-5060-9336-1	38 元
服务的细节 054：店长促销烦恼急救箱	978-7-5060-9335-4	38 元

书　名	ISBN	定　价
服务的细节 055：餐饮店爆品打造与集客法则	978-7-5060-9512-9	58 元
服务的细节 056：赚钱美发店的经营学问	978-7-5060-9506-8	52 元
服务的细节 057：新零售全渠道战略	978-7-5060-9527-3	48 元
服务的细节 058：良医有道：成为好医生的 100 个指路牌	978-7-5060-9565-5	58 元
服务的细节 059：口腔诊所经营 88 法则	978-7-5060-9837-3	45 元
服务的细节 060：来自 2 万名店长的餐饮投诉应对术	978-7-5060-9455-9	48 元
服务的细节 061：超市经营数据分析、管理指南	978-7-5060-9990-5	60 元
服务的细节 062：超市管理者现场工作指南	978-7-5207-0002-3	60 元
服务的细节 063：超市投诉现场应对指南	978-7-5060-9991-2	60 元
服务的细节 064：超市现场陈列与展示指南	978-7-5207-0474-8	60 元
服务的细节 065：向日本超市店长学习合法经营之道	978-7-5207-0596-7	78 元
服务的细节 066：让食品网店销售额增加 10 倍的技巧	978-7-5207-0283-6	68 元
服务的细节 067：让顾客不请自来！卖场打造 84 法则	978-7-5207-0279-9	68 元
服务的细节 068：有趣就畅销！商品陈列 99 法则	978-7-5207-0293-5	68 元
服务的细节 069：成为区域旺店第一步——竞争店调查	978-7-5207-0278-2	68 元
服务的细节 070：餐饮店如何打造获利菜单	978-7-5207-0284-3	68 元
服务的细节 071：日本家具家居零售巨头 NITORI 的成功五原则	978-7-5207-0294-2	58 元
服务的细节 072：咖啡店卖的并不是咖啡	978-7-5207-0475-5	68 元
服务的细节 073：革新餐饮业态：胡椒厨房创始人的突破之道	978-7-5060-8898-5	58 元
服务的细节 074：餐饮店简单改换门面，就能增加新顾客	978-7-5207-0492-2	68 元
服务的细节 075：让 POP 会讲故事，商品就能卖得好	978-7-5060-8980-7	68 元

书　名	ISBN	定　价
服务的细节 076：经营自有品牌	978-7-5207-0591-2	78 元
服务的细节 077：卖场数据化经营	978-7-5207-0593-6	58 元
服务的细节 078：超市店长工作术	978-7-5207-0592-9	58 元
服务的细节 079：习惯购买的力量	978-7-5207-0684-1	68 元
服务的细节 080：7-ELEVEn 的订货力	978-7-5207-0683-4	58 元
服务的细节 081：与零售巨头亚马逊共生	978-7-5207-0682-7	58 元
服务的细节 082：下一代零售连锁的 7 个经营思路	978-7-5207-0681-0	68 元
服务的细节 083：唤起感动	978-7-5207-0680-3	58 元
服务的细节 084：7-ELEVEn 物流秘籍	978-7-5207-0894-4	68 元
服务的细节 085：价格坚挺，精品超市的经营秘诀	978-7-5207-0895-1	58 元
服务的细节 086：超市转型：做顾客的饮食生活规划师	978-7-5207-0896-8	68 元
服务的细节 087：连锁店商品开发	978-7-5207-1062-6	68 元
服务的细节 088：顾客爱吃才畅销	978-7-5207-1057-2	58 元
服务的细节 089：便利店差异化经营——罗森	978-7-5207-1163-0	68 元
服务的细节 090：餐饮营销 1：创造回头客的 35 个开关	978-7-5207-1259-0	68 元
服务的细节 091：餐饮营销 2：让顾客口口相传的 35 个开关	978-7-5207-1260-6	68 元
服务的细节 092：餐饮营销 3：让顾客感动的小餐饮店 "纪念日营销"	978-7-5207-1261-3	68 元
服务的细节 093：餐饮营销 4：打造顾客支持型餐饮店 7 步骤	978-7-5207-1262-0	68 元
服务的细节 094：餐饮营销 5：让餐饮店坐满女顾客的色彩营销	978-7-5207-1263-7	68 元
服务的细节 095：餐饮创业实战 1：来，开家小小餐饮店	978-7-5207-0127-3	68 元
服务的细节 096：餐饮创业实战 2：小投资、低风险开店开业教科书	978-7-5207-0164-8	88 元

书　名	ISBN	定　价
服务的细节 097：餐饮创业实战 3：人气旺店是这样做成的！	978-7-5207-0126-6	68 元
服务的细节 098：餐饮创业实战 4：三个菜品就能打造一家旺店	978-7-5207-0165-5	68 元
服务的细节 099：餐饮创业实战 5：做好"外卖"更赚钱	978-7-5207-0166-2	68 元
服务的细节 100：餐饮创业实战 6：喜气的店客常来，快乐的人福必至	978-7-5207-0167-9	68 元
服务的细节 101：丽思卡尔顿酒店的不传之秘：超越服务的瞬间	978-7-5207-1543-0	58 元
服务的细节 102：丽思卡尔顿酒店的不传之秘：纽带诞生的瞬间	978-7-5207-1545-4	58 元
服务的细节 103：丽思卡尔顿酒店的不传之秘：抓住人心的服务实践手册	978-7-5207-1546-1	58 元
服务的细节 104：廉价王：我的"唐吉诃德"人生	978-7-5207-1704-5	68 元
服务的细节 105：7-ELEVEn 一号店:生意兴隆的秘密	978-7-5207-1705-2	58 元
服务的细节 106：餐饮连锁如何快速扩张	978-7-5207-1870-7	58 元
服务的细节 107：不倒闭的餐饮店	978-7-5207-1868-4	58 元
服务的细节 108：不可战胜的夫妻店	978-7-5207-1869-1	68 元
服务的细节 109：餐饮旺店就是这样"设计"出来的	978-7-5207-2126-4	68 元
服务的细节 110：优秀餐饮店长的 11 堂必修课	978-7-5207-2369-5	58 元
服务的细节 111：超市新常识 1：有效的营销创新	978-7-5207-1841-7	58 元
服务的细节 112：超市的蓝海战略：创造良性赢利模式	978-7-5207-1842-4	58 元
服务的细节 113：超市未来生存之道：为顾客提供新价值	978-7-5207-1843-1	58 元
服务的细节 114：超市新常识 2：激发顾客共鸣	978-7-5207-1844-8	58 元
服务的细节 115：如何规划超市未来	978-7-5207-1840-0	68 元

书　名	ISBN	定　价
服务的细节 116：会聊天就是生产力：丽思卡尔顿的"说话课"	978-7-5207-2690-0	58 元
服务的细节 117：有信赖才有价值：丽思卡尔顿"信赖课"	978-7-5207-2691-7	58 元
服务的细节 118：一切只与烤肉有关	978-7-5207-2838-6	48 元
服务的细节 119：店铺因顾客而存在	978-7-5207-2839-3	58 元
服务的细节 120：餐饮开店做好 4 件事就够	978-7-5207-2840-9	58 元
服务的细节 121：永旺的人事原则	978-7-5207-3013-6	59.80 元
服务的细节 122：自动创造价值的流程	978-7-5207-3022-8	59.80 元
服务的细节 123：物流改善推进法	978-7-5207-2805-8	68 元
服务的细节 124：顾客主义：唐吉诃德的零售设计	978-7-5207-3400-4	59.80 元
服务的细节 125：零售工程改造老化店铺	978-7-5207-3401-1	59.90 元
服务的细节 126："笨服务员"解决术 1：服务的分寸感	978-7-5207-3559-9	58.00 元
服务的细节 127："笨服务员"解决术 2：培养有"眼力见"的员工	978-7-5207-3560-5	58.00 元
服务的细节 128："笨服务员"解决术 3：服务礼仪，就这样做、这么想	978-7-5207-3561-2	58.00 元
服务的细节 129："笨服务员"解决术 4：治愈顾客情绪	978-7-5207-3562-9	58.00 元
服务的细节 130："笨服务员"解决术 5：捕捉顾客的真实想法	978-7-5207-3563-6	58.00 元
服务的细节 131：我是厨师，我想开自己的店	978-7-5207-3569-8	59.80 元
服务的细节 132：餐饮店"零成本策略"：不花一分钱的揽客妙招	978-7-5207-2125-7	59.80 元